Maria Holl

Gewitter im Kopf

Migräne und Kopfschmerz nachhaltig stoppen

Die Maria-Holl-Methode®

Haben Sie Fragen an Maria Holl?
Anregungen zum Buch?
Erfahrungen, die Sie mit anderen teilen möchten?

Nutzen Sie unser Internetforum:
www.mankau-verlag.de/forum

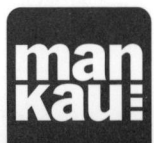

Bibliografische Information der Deutschen Nationalbibliothek
Die Deutsche Nationalbibliothek verzeichnet diese Publikation in der
Deutschen Nationalbibliografie; detaillierte bibliografische Daten sind im
Internet über http://dnb.d-nb.de abrufbar.

Maria Holl
Gewitter im Kopf
Migräne und Kopfschmerz nachhaltig stoppen
Die Maria-Holl-Methode®
ISBN 978-3-86374-496-0
1. Auflage April 2019

Mankau Verlag GmbH
D-82418 Murnau a. Staffelsee
Im Netz: www.mankau-verlag.de
Internetforum: www.mankau-verlag.de/forum

Lektorat: Redaktionsbüro Julia Feldbaum, Augsburg
Endkorrektorat: Susanne Langer-Joffroy M. A., Germering
Umschlaggestaltung und Motiv:
Hauptmann & Kompanie Werbeagentur, Zürich
Layout Innenteil: Mankau Verlag GmbH
Satz und Gestaltung: Lydia Kühn, Aix-en-Provence, Frankreich
Energ. Beratung: Gerhard Albustin, Raum & Form, Winhöring

Fotos Innenteil: © stock.adobe.com Kolumnen: ylivdesign; 8–9: Racle
Fotodesign; 18–19: Joern Pohlan; 36–37: Monthira; 64–65: aijiro; 78–79:
nenadaksic; 94–95: Wellnhofer Designs; 114–115: Aaron Amat; 126–127:
Photoshot.one; 136–137: JuanPablo; 144–145: BillionPhotos.com;
Zeichnungen Innenteil: © Grafikstudio Heike Brückner, Regensburg

Druck: Druckerei C. H. Beck, Nördlingen

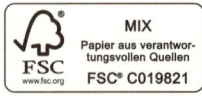

Inhalt

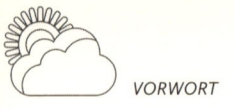
Vorwort

Seit vielen Jahren unterstütze ich Menschen mit Migräne in meiner Praxis bei der Bewältigung dieses Symptoms. Es ist mir stets eine sehr große Freude zu sehen, wie die Patienten, die oft unter starken Schmerzen leiden, diese Schritt für Schritt verringern, und der Zwang und der Druck, die mit Migräne verbunden sind, weniger werden – und wie sie beginnen, wieder ein unbeschwertes Leben zu führen.

Ich muss in diesem Zusammenhang immer wieder an einen meiner Patienten denken, einen Manager, der fünf Tage in der Woche Migräne hatte. Ich selbst hatte in meinem Leben bisher kaum Schmerzen, und es war mir unbegreiflich, dass ein Mensch mit solchen Schmerzen seinen Alltag bewältigen konnte, arbeitete, seinen Haushalt führte und in einer Beziehung lebte. Was ihm jedoch fehlte, war jegliche Freude und Leichtigkeit.

Dieses Beispiel macht deutlich, welche Kraft die meisten Migränepatienten doch haben. Nachdem mein Patient mehrere Monate sehr konsequent meine Übungen durchgeführt hatte, hat sich die Migräne auf leichte Kopfschmerzen reduziert, die ein- bis zweimal monatlich auftraten. Nun kehrten auch wieder der Zauber und die Leichtigkeit – und die Freude – in sein Leben zurück.

Das Übungsprogramm, was zu solchen Erfolgen führt, möchte ich Ihnen im vorliegenden Buch nahebringen. Aus Erfahrung weiß ich, dass dieses Programm zur Bewältigung von Migräne mindestens 30 Minuten täglich konzentriertes Üben von Ihnen verlangt. Sie können gern mehr üben, was viele

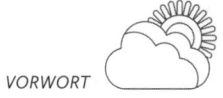

Betroffene auch tun, wenn die Schmerzen sehr stark sind. Falls Sie nicht so viel Zeit investieren möchten oder können, rate ich Ihnen, mit fünfzehn Minuten täglich zu beginnen und die Zeitspanne des Übens kontinuierlich zu erhöhen. Menschen mit Migräne haben in der Regel ein großes Potenzial sowie viel Kreativität. Mit diesem Programm wird Ihre eigene und besondere Power wieder zum Leben erwachen.

Sie werden in diesem Programm lernen, den energetischen Zustand Ihres Körpers in Balance zu bringen. Zudem werden Sie entfähigende Gedanken bemerken, die Ihrer eigenen Entwicklung und Ihrem Wohlbefinden entgegenwirken, und diese verwandeln.

Dieses Übungsprogramm ist sowohl für Erwachsene wie für Jugendliche und Kinder geeignet. Bei Kindern bis zu vierzehn Jahren empfehle ich, die Übungen mit einem Erwachsenen zusammen durchzuführen. Falls Sie die Übungen als Erwachsener mit einem Partner zusammen machen, werden Sie feststellen, dass es gemeinsam viel besser und schneller geht, da man sich gegenseitig stärkt.

Dieses Übungsprogramm ist einfach und überall durchzuführen. Sie brauchen so gut wie keine Hilfsmittel. Nur die Entscheidung, mit dem Üben zu beginnen. Am besten starten Sie innerhalb von zweiundsiebzig Stunden, nachdem Sie das Buch gekauft haben, damit die Kraft der Wahl Sie trägt.

Ihre Maria Holl

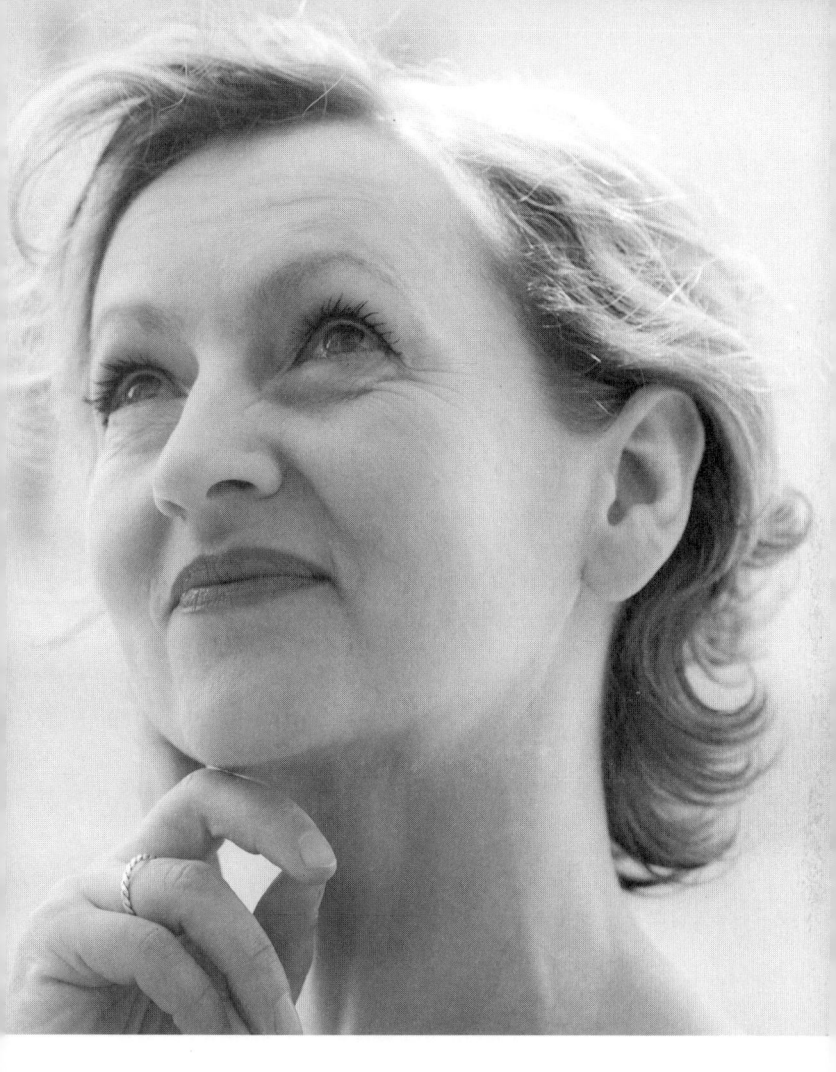

Migräne-Know-how

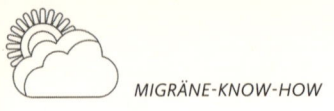

Das Wichtigste in Kürze

Jeder Mensch kennt das: Kopfschmerzen. Und ebenso die Aussage: »Ich habe Migräne.« Doch was heißt das, was ist eigentlich Migräne, und was unterscheidet sie von »normalen« Kopfschmerzen?

Definition von Migräne

Es gibt ganz unterschiedliche Kopfschmerzen – je nachdem, welcher Teil des Kopfes betroffen ist – ob der Hinterkopf oder die Stirn, Augen, Schläfen, Nacken oder nur eine Hälfte des Kopfes (einseitiger Kopfschmerz). Der Schmerz kann dumpf, pochend oder schneidend sein. Dabei sind der Schädel, Hirnhaut, Nerven und Blutgefäße gereizt, das Gehirn selbst ist schmerzunempfindlich.

Inzwischen nennt die Medizin etwa 180 verschiedene Kopfschmerzarten. Die Internationale Kopfschmerzgesellschaft (IHS) unterscheidet zwischen den drei am häufigsten vertretenen Kopfschmerztypen:

✳ Wenn der Schmerz sich vom Nacken her ausbreitet und mit dumpfem Schmerz den gesamten Kopf regelrecht einzwängt – als trüge man eine zu enge Mütze – spricht der Arzt von Spannungskopfschmerz, der von einer halben Stunde bis zu einer Woche andauern kann. Hier helfen oft frische Luft und Bewegung.

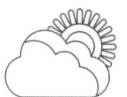

✳ Bei eher bohrenden oder reißenden Schmerzen, meistens im Bereich der Augen, spricht der Arzt von Clusterkopfschmerzen. Wer darunter leidet, ist unruhig und versucht, sich mit Bewegung zu helfen. Sie schaukeln mit dem Oberkörper oder wandern umher. Die Augen können gerötet sein oder tränen. Die Augenlider können anschwellen, oder eines von beiden hängt herunter. Manchmal ist die Pupille ganz klein, oder die Nase läuft oder ist verstopft. Manche der Betroffenen schwitzen.

✳ Eine Migräne ist sehr viel mehr als Kopfschmerzen, die schon unangenehm genug sind. Bei Migräne kommen noch Übelkeit und/oder Erbrechen sowie Empfindlichkeit gegenüber Licht, Geräuschen und Gerüchen hinzu. Während bei Kopfschmerzen Bewegung manchmal die Schmerzen lindert, verschlimmert sich die Migräne dadurch. Betroffene legen sich in ein abgedunkeltes Zimmer und hoffen, dass die Schmerzen bald vorübergehen – was innerhalb von vier Stunden passieren, aber auch bis zwei Tage dauern kann. Manche Betroffene berichten vor der eigentlichen Migräneattacke von Lichtblitzen, sich ausbreitenden Kreisen oder Vierecken oder Zickzacklinien – unabhängig davon, ob die Augen offen oder geschlossen sind. Das Gesichtsfeld kann eingeschränkt sein. Einige Betroffene erzählen auch von vorübergehenden Lähmungserscheinungen oder Kribbeln in Händen, Armen oder im Gesicht, manche sogar von Sprachstörungen. Es handelt sich dabei um eine Migräne mit *Aura.* Da diese Symptome aber auch bei einem Schlaganfall auftreten, ist es wichtig, umgehend einen Arzt zu informieren. Im Gespräch mit dem Facharzt kann eine Migräne in der Regel aufgrund der Krankheitsanzeichen eindeutig erkannt und diese Gefahr ausgeschlossen werden.

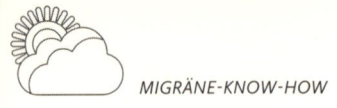
Wann sollten Sie zum Arzt gehen?

Kopfschmerzen können – ja nach Häufigkeit und Schwere – den Alltag durcheinanderbringen, aber meistens gehen sie von selbst wieder weg. Dennoch gilt: Wenn Sie zum ersten Mal schwere Kopfschmerzen haben, kann ein Arztbesuch sinnvoll sein. Denn manchmal stecken hinter Kopfschmerzen, die vorher nicht da waren oder mit einem Mal sehr viel stärker sind, andere Erkrankungen. Seh- oder Sprachstörungen, Krämpfe, Taubheitsgefühl oder Lähmung können auf Epilepsie, eine Entzündung oder Gehirnblutung hinweisen. Auch ein Unfall, Gefäßkrankheiten, Zahnschäden oder Arzneimittel können die Ursache für Kopfschmerzen sein. Da diese Krankheiten unterschiedlich behandelt werden, ist es wichtig, sich von einem Mediziner beraten zu lassen. Erst wenn andere Ursachen sicher ausgeschlossen werden können, haben Sie **primären Kopfschmerz**. Das heißt: Der Kopfschmerz ist nicht der Hinweis auf eine andere Erkrankung, sondern selbst das Problem. Die schlechte Nachricht: Bis heute ist nicht sicher geklärt, was Kopfschmerzen wirklich auslöst.

Vorkommen von Migräne und Kopfschmerzen

Kopfschmerzen gehören zu den häufigsten Erkrankungen überhaupt. Nach Rückenschmerzen ist es die häufigste Krankheitsform überhaupt. In Deutschland leiden insgesamt ca. 54 Millionen Menschen unter Kopfschmerzen, d.h. sie-

ben von zehn Menschen in Deutschland haben immer wieder Beschwerden, jeder vierte regelmäßig. Häufiger betroffen sind Frauen und Bewohner von Städten mit über 50.000 Einwohnern. Spannungskopfschmerz ist die häufigste Form, etwa 54 Prozent der Befragten leiden unter dieser Beeinträchtigung, während 38 Prozent Migräne haben – das sind etwa zehn Prozent aller Deutschen. Während Frauen jedoch häufiger unter Migräne leiden (etwa dreimal so häufig wie Männer), haben Männer eher Clusterkopfschmerzen. Statistisch gesehen leider Menschen über 45 Jahren seltener daran. Jedes fünfte Kind zwischen sechs und elf Jahren klagt bereits über Kopfschmerzen – und jeder dritte Jugendliche. Wenn die Schmerzen von ein- bis zweimal pro Jahr bis zu vierzehn Tagen monatlich auftreten, spricht man von **episodischen Kopfschmerzen** oder episodischer Migräne, ab fünfzehn Tagen monatlich von der **chronischen** Form.

Migräne in der Schulmedizin

Aus Sicht der Schulmedizin ist Migräne eine neurobiologische Erkrankung. Migräne lässt sich nur schwer mit den klassischen bildgebenden Verfahren nachweisen und galt lange Zeit als rein psychische Erkrankung. Mittlerweile haben Forscher im Gehirn ein sogenanntes Migränezentrum gefunden. Galt mangelnde Durchblutung vor der Entdeckung dieses Areals als Ursache der Migräne, so wurde mittlerweile nachgewiesen, dass das Migränezentrum des Gehirns nicht unterversorgt, sondern im Gegenteil besonders aktiviert, also durchblutet wird. Diese besonders starke Durchblutung verursacht, dass sich an dieser Stelle im Gehirn entzündungsauslösende Stoffe ansammeln.

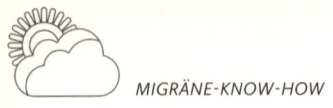
Die Ursachen für das entzündliche Gehirnareal sind jedoch immer noch nicht geklärt. Heilbar ist Migräne bis heute nicht, daher spielt in der Medizin die Vorbeugung eine wichtige Rolle. Über sogenannte Schmerztagebücher wird versucht, die Ursachen der Migräne individuell zu bestimmen.

Migräne ist eine Krankheit, die bei jedem Patienten andere Ursachen haben kann, wie beispielsweise Veränderungen im Biorhythmus, übermäßige körperliche oder psychische Belastungen oder unregelmäßige Ernährung. Wer seine individuellen Auslöser kennt, lernt, diese zu vermeiden und damit die Häufigkeit der Migräneanfälle zu minimieren.

Medikamente und andere »Hilfsmittel«

Medikamente: Im Falle einer akuten Migräne kommen verschiedene Medikamente zum Einsatz. Neben Mitteln, die Begleitsymptome wie Übelkeit verringern sollen, sind dies vor allem unterschiedliche Schmerzmittel – über frei verkäufliche Mittel u.a. auf Basis von Acetylsalicylsäure bis zu den sogenannten Triptanen. Triptane wirken auf die Botenstoffe, die das Gehirn durchbluten. Kaum ein anderes Mittel wirkt so schnell und effektiv gegen die Schmerzen. Allerdings tritt nach kurzer Zeit ein Gewöhnungseffekt ein, d.h. der Körper gewöhnt sich an die Zuführung blutverengender Substanzen und verlernt schnell, diese selbst zu bilden. Die Gefäße ziehen sich also bei längerer Einnahme dieser Schmerzmittel im gesamten Körper immer weniger von selbst zusammen, die Migräneanfälligkeit steigt – ein Kreislauf aus häufigen Anfällen und Medikamentenmissbrauch droht, mit Nebenwirkungen auf alle Blutgefäße des Körpers.

•••

...

Kaffee: Das im Kaffee enthaltene Koffein wirkt gefäßerweiternd. Wenn Ihre Kopfschmerzen durch Verspannungen hervorgerufen werden, kann schon eine Tasse Espresso helfen. Studien haben belegt, dass Koffein einerseits ein Hormon freisetzt, das Schmerzen lindert – nämlich Noradrenalin –, andererseits bremst Koffein die Produktion von Hormonen, die Schmerzen hervorrufen, die sogenannten Prostaglandine. Auch die Acetylsalicylsäure, die in den häufigsten Schmerzmedikamenten enthalten ist, wirkt ähnlich. Daher kann eine Kombination von Schmerzmitteln und Kaffee sogar empfehlenswert sein.

Wärme: Wenn die Kopfschmerzen durch Verspannungen hervorgerufen werden, kann ein Vollbad oder Wärmekissen helfen.

Ingwertee: Ingwer ist ein bewährtes Mittel bei Übelkeit und Schmerzen.

Allergien als Migräneauslöser

Amerikanische Forscher haben Migränepatienten befragt und festgestellt, dass zwischen Allergien und Migräne ein eindeutiger Zusammenhang besteht. Zwei Drittel aller Befragten litten unter Allergien und Migräne. Diese Befragten haben ein höheres Schmerzempfinden und leiden auch häufiger unter Migräneattacken. Als mögliche Auslöser gelten Inhalationsallergien. Zu diesen zählen alle Allergene, die über die Atemluft in den Körper gelangen, wie Pollen, Tierhaare und Hausstaub.

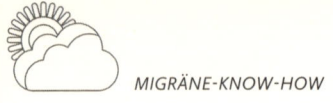

Hier kann ein Migränetagebuch helfen, einen möglichen Auslöser festzustellen und durch medizinische Tests aufzuspüren. Dann ist es leichter, diese Auslöser zu vermeiden.

Auch Lebensmittelunverträglichkeiten gehören zu den oft genannten Auslösern für Migräne. So galt lange Zeit Tyramin, ein Bestandteil bestimmter Käsesorten, als möglicher Auslöser von Migräne. Diese Annahme wurde mittlerweile durch die Forschung widerlegt. Nüsse, Schokolade und Rotwein wurden ebenso im Rahmen einer Migränediät aus der Ernährung ausgeschlossen. Einzig bei Rotwein gilt heute noch als gesichert, dass er Migräne auslösen kann. Da Nahrungsmittelallergien individuell verschieden sind, hilft Betroffenen nur das Ausschlussverfahren.

Bewegung und Migräne

Das A und O bei Migräne und generell in Ihrem Alltag ist ein täglicher Spaziergang von mindestens 30 Minuten, vorzugsweise durch den Wald.

Ihnen ist es nicht möglich, täglich spazieren zu gehen? Versuchen Sie, auf andere Weise in Bewegung zu bleiben! Inzwischen empfehle ich älteren Patienten und Menschen mit einem übervollen Alltag, morgens drei Minuten im Bett liegend Fahrrad zu fahren. Sie beginnen mit zehn bis 30 Sekunden und hören immer dann auf, wenn sich Ihr Körper erschöpft fühlt. In wenigen Tagen bis Wochen ist eine Minute Fahrradfahren nicht mehr belastend. Weitere Wochen Übung werden Ihnen beim Fahrradfahren im Bett ein leichtes Gefühl bescheren. Drei Minuten sind auf Dauer »Pflicht«, nehmen Sie sich eine Uhr dazu, bis Sie die Zeitspanne im Gefühl haben.

Das Gehirn wird bei Bewegung mit frischem Sauerstoff versorgt, Sie beschäftigen sich mit Ihrem Körper, und durch die mäßige Beanspruchung der Muskeln lösen sich Verspannungen. Konzentrieren Sie sich dabei auf Ihren Körper und Ihre Atmung. Denken Sie beim Gehen oder Fahrradfahren nicht über Probleme nach. Bleiben Sie in der Wahrnehmung bei Ihren Atemzügen und in Ihrem Becken, was man auch als »Hauptreservoir« der Lebensenergie bezeichnen kann. Sie werden durch beständiges Üben ein neues Bewusstsein für Ihr Becken erlangen. Beim Spazierengehen nehmen Sie Ihre Umwelt wahr, erfahren sie mit allen Sinnen.

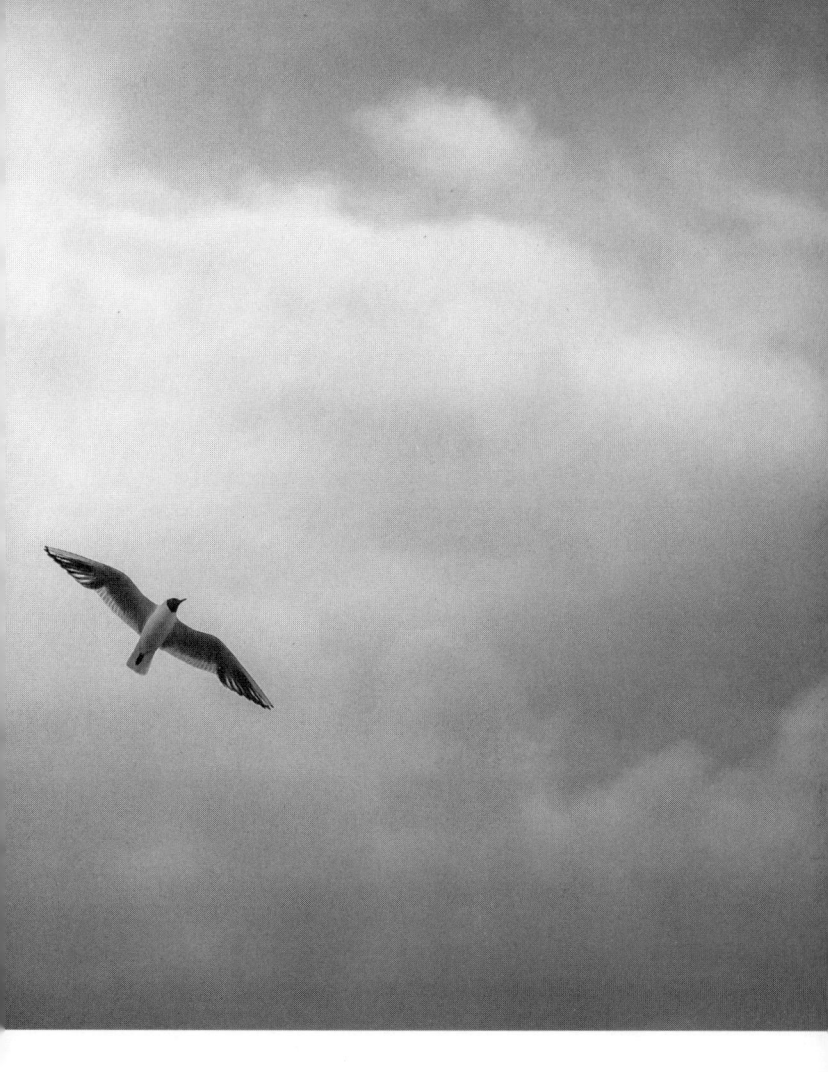

Die
Maria-Holl-Methode®

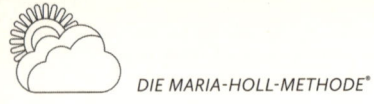
Anwendung der Methode

Die Maria-Holl-Methode® ist eine Synthese von westlichen und östlichen Entspannungs- und Therapieverfahren. Es handelt sich um eine körperorientierte Kombination von Achtsamkeitstraining, angewandter chinesischer Gesundheitslehre, Selbstmassage und bioenergetischer Analyse.

Sie haben sich sicher schon länger mit Ihrer Migräne beschäftigt. Sie wissen, dass Bewegung und Entspannungsübungen hilfreich sind. Jedoch haben Sie den durchschlagenden Erfolg, dass Ihre Migräne ausbleibt, noch nicht erreicht?

Die Maria-Holl-Methode® (MHM) mit ihren speziellen Übungen unterstützt Sie, wenn Sie konsequent, zuerst an Tagen, an denen Sie keine Migräne haben, üben. In meiner Praxis habe ich jedoch auch Menschen zu einem migränefreien Leben verholfen, die fünf- bis sechsmal in der Woche Migräne hatten. Falls Sie so schwer betroffen sind, üben Sie bitte auch zu den Zeiten, an denen die Migräne Ihr Leben bestimmt. Falls Sie ein Mensch mit schwerster Migräne sind, haben Sie schon Techniken entwickelt, mit denen Sie auch im Alltag mit Migräne funktionieren, Ihr Leben in die Hand nehmen und Ihre Arbeit verrichten. Bei so schwerer Migräne bleibt neben den Pflichten in der Regel keine Zeit mehr für Freizeit und Kontakte.

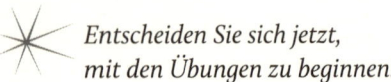

Entscheiden Sie sich jetzt, mit den Übungen zu beginnen!

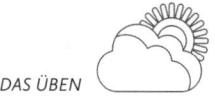

Die MHM hilft Ihnen auf jeden Fall, die Symptome zu senken, und wird Ihre Kraft und Ihr Selbstbewusstsein so stärken, dass Sie in der Lage sind, weitere sinnvolle Maßnahmen zur Stabilisierung Ihrer Gesundheit in Angriff zu nehmen.

Das Üben

Wie im Vorwort erwähnt, empfehle ich Ihnen, jeden Tag mindestens 30 Minuten zu üben. Üben Sie jeden Tag so lange, bis Sie eine deutliche Verbesserung der Symptome haben und die Migräne maximal noch zu zehn Prozent vorhanden ist. Danach sollten Sie mindestens vier- bis fünfmal pro Woche weitertrainieren, damit die erarbeitete Schmerzfreiheit erhalten bleibt.

Falls die Migräne sehr gravierend ist, rate ich Ihnen, mit 30 Minuten Übungszeit täglich zu beginnen und im Laufe einiger Wochen die Übungszeit auf eine Stunde täglich und auf lange Sicht auf zwei Stunden täglichen Übens zu erweitern. Auf Dauer finden Sie Ihre persönliche Übungsdauer und -häufigkeit selbst heraus, da Ihre Selbstwahrnehmung zunimmt und Sie mehr und mehr spüren, was für ein echtes Wohlbefinden wichtig ist.

Bevor Sie beginnen, lesen Sie bitte alle Lektionen durch. Es ist nicht wichtig, die Erklärungen zu Migräne und was es sonst noch an Therapien für Migräne gibt, zu kennen. Das Kernstück des Buches sind die Übungen. Schon durch ein- oder mehrmaliges Lesen der Übungen wird der Körper angeregt, die Lebensenergie neu zu ordnen.

Um Ihnen den Einstieg in die Maria-Holl-Methode® und das Üben damit zu erleichtern, habe ich hier, kurz zusammengefasst, die wichtigsten Punkte aufgelistet.

Geben Sie sich Zeit!

Zum Erlernen einer Lektion benötigen Sie ein bis zwei Stunden, zum Erarbeiten einer Lektion durchschnittlich einen Monat. Zum Verstehen der Maria-Holl-Methode® mehrere Jahre.

Die MHM wirkt vordergründig sehr einfach und leicht. Es ist ihr Vorteil, dass die Übungen am Anfang einfach umzusetzen sind. Um die Methode komplett zu verstehen, habe selbst ich nach der Entwicklung meiner Selbsthilfeprogramme mehrere Jahre gebraucht, die Tiefe des Programms zu erkennen. Ich war sehr erstaunt darüber, dass ich als Gründerin die Wirkweise und Tiefe der Methode erarbeiten musste wie jeder andere auch.

Kein Hinterfragen

Behandeln Sie die Übungen wie ein chemisches Mittel, z.B. ein Schmerzmittel, das Ihnen der Arzt verordnet. Da ein Mediziner die Autorität hat, Ihnen das richtige wirksame Mittel zu verschreiben, stellen Sie normalerweise nicht infrage, ob das Schmerzmittel wirken wird.

Verzichten Sie auch bei den Übungen weitestgehend auf Zweifel, diese würden Sie blockieren und den Erfolg verhindern. Die Übungen sind vier- bis fünftausend Jahre erprobt und immer wieder dem sich wandelnden Menschen ange-

passt worden. Ich habe die Übungen, die ich in Schulungen bei Hetty Draayer und Meister Li gelernt habe, so abgewandelt, dass sie für den europäischen Menschen im postindustriellen Zeitalter, also heute, angemessen verständlich und leicht durchführbar sind.

Die Übungen wirken in Sekundenschnelle. Wenn Sie sie, ohne zu hinterfragen (was eine Höchstleistung für unseren modernen, analytischen Geist ist), durchführen, werden Sie extrem schnelle Erfolge haben. Falls der kritische Geist nicht abzuschalten ist – der immer wieder die Wirkweise aufhebt, da das Qi (die Lebensenergie) auf Gedanken reagiert –, wird das Üben, wenn Sie es konsequent durchführen, einige Monate dauern, bis Sie einen Erfolg wahrnehmen.

Die beste Übungszeit

Legen Sie eine Übungszeit fest, die Ihnen angenehm ist. Die Tageszeit können Sie selbst bestimmen. Manchen liegt der Morgen mehr, anderen der Abend oder etwa die Mittagspause. Jeder muss selbst den besten Zeitpunkt für seine Übungen finden. Aus meiner Erfahrung weiß ich, dass Menschen mit einem sehr vollen Alltag fast ausschließlich üben können, bevor der Tag beginnt. D.h. wenn Sie erst abends um 20.00 oder 21.00 Uhr nach Hause kommen, stehen Sie morgens eine Stunde früher auf und üben täglich zu dieser Zeit. Falls Ihre Zeit es erlaubt, üben Sie zweimal pro Tag.

Es ist gut, wenn Sie sich die Termine zum Erarbeiten der neuen Lektion schriftlich festlegen oder die Zeiten, die Sie sich sich dafür freihalten wollen, in Handy oder PC eingeben. Stellen Sie sicher, dass Ihre schriftlichen oder elektronischen Notizen Sie auch wirklich erinnern.

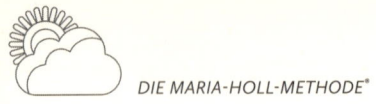

Der beste Ort für die Übungen

Neue Übungen erarbeiten Sie generell am besten in Ruhe zu Hause. Bei Migräne empfehle ich, die Übungen daheim oder an einem Ort, an dem Sie ungestört sind, durchzuführen. Mit einer Ausnahme:

Bei einigen Lektionen in meinem Buch stehen am Ende Übungen, die ich »Alltagsrituale« nenne. Diese Übungen können Sie überall machen. Sie können sie im Wohnzimmer, im Auto, im Bett, unter der Dusche oder im Schwimmbad durchführen. Ich übe gern beim Warten an der Supermarkt-kasse, beim Gehen (zum Auto oder zu einem Termin) oder bei allen Wartezeiten.

Die beste Übungsdauer

Machen Sie die Übungen mindestens 30 Minuten täglich. Es ist schon sehr gut, wenn Sie zweimal am Tag üben. Sie werden sich auf Dauer viel besser fühlen, und das ist eine große Motivation, das Üben zu intensivieren. Ich habe jedoch auch Menschen in der Praxis erlebt, die die Übungen täglich vier-mal eine Stunde lang durchführten (dazu haben aber in der Regel die wenigsten Menschen Zeit). Fühlen Sie sich frei, Ihre Übungszeit zu wählen. Vier Stunden am Tag zu üben kann die Menge sein, die Sie bei gravierenden Körpersymptomen benötigen. Wenn Sie so viel täglich üben, geschehen Wunder. Wunder können Sie nicht bestellen, Wunder passieren ein-fach. Wenn die Lebensenergie Qi wieder frei fließen kann, gelangt es auch dorthin, wo Heilung notwendig ist. Qi ist äußerst intelligent. Qi ist lebenserhaltend und -verlängernd. Das Leben will leben.

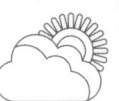

Auf einen Blick

* Bevor Sie mit dem Üben beginnen, lesen Sie alle Lektionen einmal oder mehrere Male durch.

* Erarbeiten Sie durchschnittlich eine Lektion pro Monat.

* Üben Sie jeden Tag mindestens 30 Minuten.

* Bewegen Sie sich jeden Tag. Ich kannte einmal einen sehr guten Heilpraktiker, der nur Menschen behandelte, die täglich 30 Minuten zu Fuß gingen.

* Haben Sie Geduld: Heilung braucht Zeit!

Eine neue Körperwahrnehmung

Die Übungen der Maria-Holl-Methode® erhöhen Ihre Lebenskraft und sorgen gleichzeitig schrittweise dafür, dass das Qi in Ihrem Körper wieder frei fließen und zirkulieren kann. Von Säugling und Kleinkind an verspannt sich jeder Mensch, wenn etwas geschieht, was ihm nicht gefällt oder ihm Beschwerden bereitet. Oft schauen wir uns auch einen Teil dieser Verspannungen von unserer Umwelt ab. Das ist aber keine Vererbung, sondern eine Form des Kopierens. Menschen sitzen dann in meiner Praxis und sagen: »Mein Vater/meine Großmutter/ meine Tante hatte schon Migräne.«

Wenn die Übungen wirken und der Körper sich lockert, beginnt die Lebenskraft wieder vermehrt zu fließen. Ein gesteigerter Qi-Fluss erzeugt unterschiedliche Wahrnehmungen. Zuerst wird der Körper besser wahrgenommen. Es kann sein, dass Sie plötzlich mehr Kälte fühlen, mehr Wärme, mehr Verspannungen. Es kann auch sein, dass Sie plötzlich Rückenbeschwerden bemerken, die Sie »noch nie in Ihrem Leben hatten«. Wir nennen diese Wahrnehmungserhöhung auch Heilreaktion.

Stellen Sie sich einen Kanal vor, der jahrzehntelang blockiert war und sich nun öffnet. Dann sind die hinter der neuen Öffnung liegenden Stellen vermehrtem Qi (Kraft) ausgesetzt. Das Qi fließt nun auch an verspannte Stellen. Eine verspannte Stelle konnte immer nur so weit heilen, wie Lebenskraft dort hingelangen konnte. Wenn die Lebenskraft zum Beschwerdezeitpunkt bei 60 Prozent war, sind 60 Prozent geheilt, z.B. von einem verstauchten Fuß. Durch die Übungen steigt die Lebenskraft auf 80 Prozent, der verstauchte Fuß wird wieder spürbar und heilt weiter.

Wenn Sie diese Übungen konsequent durchführen, lösen sich schrittweise, oft in wenigen Tagen, die Beschwerden, die während einer solchen »Heilreaktion« auftreten können.

Auf Dauer wird Ihr Körper durch die Übungen leichter, wärmer, entspannter. Ihre Konzentrationsfähigkeit wird wieder besser, und Sie erlangen ein besseres Körpergefühl und spüren Ihre Grenzen eher. Sie nehmen Ihre Körperbedürfnisse wahr und lernen, darauf zu reagieren und für sich zu sorgen. Genauso bekommen Sie eine verschärfte Wahrnehmung dafür, welche Tätigkeiten und Menschen für Sie fördernd und inspirierend sind.

Letztens kam ein viel beschäftigter Arzt zu mir in die Sprechstunde. Er führe nun seit vier Monaten konsequent jeden Tag die Übungen der Maria-Holl-Methode® durch. Sein Optiker hätte ihn gefragt, ob er die Praxis aufgegeben hätte und nun in Rente sei, da seine Hornhautverkrümmung weitgehend verschwunden wäre. Der Optiker erklärte ihm dann, dass er seit Jahren feststelle, dass, wenn seine Kunden aus dem Arbeitsleben ausgeschieden waren, die Hornhautver-

krümmungen zurückgingen. Ich habe das erste Mal gehört, dass unsere Übungen bei Hornhautverkrümmungen helfen und dass die Krankheit mit durch Stress verursacht wird.

Anstieg der Körperflüssigkeiten

Weiter werden alle Körperflüssigkeiten durch einen vermehrten Qi-Fluss aktiviert. D.h. Ihre Nase beginnt zu tropfen, Sie haben mehr Spucke im Mund, und die Augen tränen. Wenn die Augen tränen, sind das nicht die Tränen der Trauer, sondern Tränen der Entspannung und Reinigung.

Ferner kann es vorkommen, dass Sie, wenn Sie dauerhaft üben, mehr an den Händen und Füßen schwitzen. Dieses Schwitzen hört nach einer Weile des Übens auf, d.h. Sie haben wieder trockene Hände und Füße.

Der vermehrte Fluss der Körperflüssigkeiten hat neben einer Auswirkung auf die Migräne eine Auswirkung auf Ihr Verdauungssystem. Meine Patienten mit Magen- und Darmproblemen berichten oft, dass nach einiger Zeit, in der sie die Übungen der Migräne wegen durchgeführt haben, ihre sämtlichen Verdauungsprobleme bewältigt waren. Immer wieder kommt es vor, dass Migräne und Allergien miteinander in Verbindung stehen. Wenn Sie also die Übungen ausdauernd durchführen, können auch Ihre Allergien verschwinden.

Ihre Lebenskraft, das Qi, hat eine außergewöhnliche Eigenschaft: Es ist ausgesprochen intelligent und fließt, wenn die Blockierung sich löst, in Ihrem Körper dorthin, wo Heilung notwendig ist. Qi und Heilungskraft brauchen Sie nicht willentlich zu lenken. Sie brauchen die Heilung nur zuzulassen.

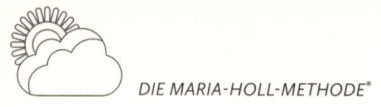

Tagebuch und Vertrag

Kaufen Sie sich für Ihr Übungsprogramm ein schönes Tagebuch. Aufgrund meiner Erfahrungen lege ich Ihnen die Führung eines solchen Buches sehr ans Herz, denn schriftlich festgehaltene Erfolge können Sie leichter wahrnehmen. Schmerzen und häufige Migräne sind in Ihrem Gesichtsausdruck zu sehen. Machen Sie ein Selfie von sich, oder lassen Sie sich fotografieren, wenn Sie sich entschieden haben, das Programm zu beginnen. Schreiben Sie in Ihr Übungsbuch monatlich einen Termin, an dem Sie sich wieder fotografieren. Sie werden nach einigen Monaten ein neues Gesicht sehen! Der Schmerz löst sich schrittweise aus Ihren Gesichtszügen.

Nun schließen Sie einen Vertrag mit sich selbst ab. Vereinbaren Sie mit sich, jeden Tag eine bestimmte Anzahl von Minuten zu üben. Jeden Tag heißt wirklich »jeden Tag«, vor allem in der Anfangsphase. Schreiben Sie diesen Vertrag auf die ersten Seiten Ihres Tagebuchs oder auf ein schönes Blatt Papier, das Sie an einer Stelle aufhängen, auf die Ihr Blick häufiger fällt.

Der Motivationscoach

Entscheiden Sie sich für einen Motivationscoach. Das könnte ein Arzt, Therapeut oder ein Coach, jedoch auch eine Freundin, ein Verwandter oder ein Kollege sein. Wir bieten von der Praxis auch Skype- oder Telefonsitzungen an, durch die wir Sie beim Üben unterstützen, falls Sie in Ihrem Umfeld niemanden haben. Wenn Sie sehr gut in der Selbstorganisation sind, können Sie auf den Coach verzichten – seien Sie an dieser Stelle ehrlich mit sich.

Der Übungsvertrag mit sich selbst

Schritt 1: Formulieren Sie Ihr Ziel

Ziele können z.B. sein: täglich soundso viele Minuten geübt, das Entstehen der Migräne früher bemerkt, nach einem Monat die Attacken um ein Viertel reduziert, eine Ausdrucksmöglichkeit für meine Kraft und Emotionen, die mir entsprechen, gefunden, Migräne gehört nicht mehr zu meinem Alltag usw.

Mein erstes Ziel:

_____

Mein zweites Ziel:

_____

Mein drittes Ziel:

_____

Mein viertes Ziel (z.B. täglich weiter üben):

_____

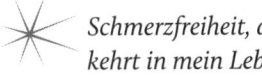 *Schmerzfreiheit, die ich nicht kenne,*
kehrt in mein Leben ein.

Schritt 2: Arbeiten Sie mit dem Motivationscoach

Sie haben einen Menschen gewählt, der Sie bei Ihrem Vorhaben unterstützen wird.

Vereinbaren Sie, dass Sie ihm oder ihr über Ihren Übungserfolg berichten. Das ist eine Methode, die die Erfüllung der getroffenen Vereinbarungen sicherstellt. Der Mensch braucht Unterstützung, dann kommt er ans Ziel. Wählen Sie einen Motivationscoach, der Freude und Leichtigkeit für Sie symbolisiert. Schreiben Sie den Namen Ihres Motivationscoachs auf, und telefonieren Sie am Anfang ein- bis zweimal wöchentlich

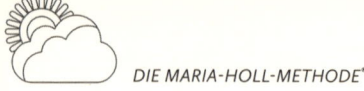

mit ihm/ihr. Beauftragen Sie ihn oder sie, sich zu melden, falls Sie nicht zum vereinbarten Zeitpunkt in Kontakt treten.

Die meisten Menschen brauchen die Hilfe eines Coachs. Er oder sie unterstützt Sie dabei, Ihr Programm sechs Wochen bis ungefähr drei Monate lang durchzuführen.

Name:

_____

Telefonnummer:

_____

Häufigkeit der Telefonate:
_____ in den ersten zwei Wochen
Häufigkeit der Telefonate:
_____ in der dritten und vierten Woche
Häufigkeit der Telefonate:
_____ in der fünften und sechsten Woche
Häufigkeit der Telefonate:
_____ in der siebten bis zehnten Woche

Schritt 3: Legen Sie die Übungszeit pro Tag fest

Notieren Sie, wie viele Minuten Sie täglich üben möchten. Für meine Schmerzfreiheit wende ich täglich
_____ Minuten auf.

Schritt 4: Die Übungsroutine für den Alltag festlegen

(Tragen Sie diese im Laufe der Zeit ein, in der Sie die Übungen erarbeiten. Sie können im Laufe eines Monats die Übungen natürlich auch variieren, wenn Sie Bedarf danach verspüren. Wichtig ist, dass Sie sich schriftlich verpflichten, auch damit Sie sich erinnern können.)

Ich führe folgende Übungen unterwegs durch:

Erster Monat

_____

Zweiter Monat

_____

Dritter Monat

_____

Vierter Monat

_____

Fünfter Monat

_____

Sechster Monat

_____

Wenn Sie die Struktur festgelegt haben, vergegenwärtigen Sie sich, aus welchen Elementen die Maria-Holl-Methode® besteht.

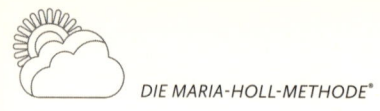
Elemente der Maria-Holl-Methode® (MHM)

Die MHM besteht aus drei Elementen, die stets in Ihren Übungen enthalten sein sollten.

Erdungsübungen: Stehen und Wahrnehmen – die Basis des Lebens

Erdung ist in den letzten Jahren zu einem Schlagwort geworden. Erdung, die oft durch einfache gymnastische Bewegungen erzeugt wird, verbindet Ihren Kopf und Hals wieder mit dem Körper. Sicher ist Ihr Kopf mit dem Körper verbunden, jedoch wissen Sie oft den Tag über nicht mehr, wie sich Ihr gesamter Körper anfühlt. Erst abends auf dem Sofa nehmen Sie die Beschwerden, die Sie gestern Abend schon hatten, wieder wahr. Menschen schalten Körperwahrnehmung ab. Dieses Vermögen ist ein wahrer Nutzen im Alltag und ein großer Schaden bei Erkrankungen. Wochenlange Beschwerden können Sie verdrängen, die Schmerzen der Entzündungsprozesse im Körper werden nicht wahrgenommen, bis vielleicht ein Darmdurchbruch oder andere schwerwiegende Krankheiten durch Operationen versorgt werden müssen. Unter Erdung versteht man meist die Gesamtwahrnehmung von Ihrer Schädeldecke bis zur Fußsohle. Bei meiner Methode geht die Erdung noch weiter bis tief unter Ihre Füße.

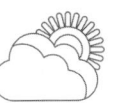

Massageübungen: ausgewählte Techniken

Ich durfte vor vielen Jahren Frieda Goralewski, eine deutsche Pionierin der Atem- und Körperarbeit, kennenlernen. Die hochbetagte Dame massierte mich zwei Stunden lang am Rücken, da ich Rückenschmerzen im neunten Monat meiner ersten Schwangerschaft hatte. Nach der Massage, die sehr sanft war, war jede Beschwerde für den Rest der Schwangerschaft weg. Ich habe damals gelernt, dass sanfte, dauerhafte Massage eine unglaubliche Auswirkung auf den Körper hat. In all meinen Programmen gibt es deshalb Massageanleitungen zur sanften Selbstmassage.

Diese Form der Massage hat mehrere Vorteile:

* Sie können sie immer durchführen.
* Sie müssen nirgendwo hingehen.
* Sie sind zeitlich nicht begrenzt.

Nach nunmehr 23 Jahren Erfahrung mit dieser Massagetechnik weiß ich, dass meine Patienten die Selbstmassage sehr lieben, und wir wissen aus den wissenschaftlichen Studien, dass die Selbstmassage hauptsächlich durch die Ausschüttung von Oxytocin verantwortlich ist für die Verbesserung der Laune. Sie lernen zudem, sich durch Selbstmassage besser abzugrenzen, da sie zu einem anderen Erleben Ihres Selbst kommen. Dauerhafte Selbstmassage heilt u.a. depressive Verstimmungen. Hier in diesem Programm wird die Massage primär dazu genutzt, um die Verspannungen, die zu Migräne und Kopfschmerzen führen, schrittweise und dauerhaft zu lösen. Zur Qualität der Massage, die Sie in diesem Buch erlernen, trägt auch mein Wissen in Shiatsu, einer Form der Akupressur, bei. Mein Lehrer war Wataru Ohashi, der Ende der Siebzigerjahre anfing, seine Methode in Europa zu lehren.

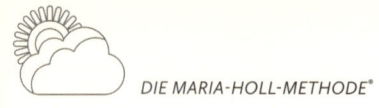

Achtsamkeitsübungen: die Wahrnehmung des Innenraums

Achtsamkeitsbasierte Übungen, Techniken und Therapien sind seit einigen Jahren in aller Munde. Die Wirksamkeit von Achtsamkeit wird aktuell durch immer wieder auftauchende wissenschaftliche Studien belegt. Der Begriff von Achtsamkeit taucht in Büchern über Buddhismus, Zen und Meditation auf. Mit Achtsamkeit können wir auch in unserem Innenraum zugegen sein, und bei dieser Wahrnehmung können wir auch mit der richtigen Anleitung unseren Energiekörper ordnen. Heute wissen wir, dass im asiatischen Raum die Lebensenergie Qi genannt wird und dass es einen elementaren Zusammenhang zwischen dem Fluss des Qi und unserer Gesundheit gibt. Der Weg der Innenraumwahrnehmung endet nie, denn es ist ein Weg des beständigen Wandels, der vielfältig, voller Fülle und nährend ist. Bei all meinen Übungen bestimmen Sie selbst das Tempo und erschließen sich neue Dimensionen Ihres Seins. Achtsamkeitsübungen können Sie überall durchführen, in der U-Bahn, beim Warten, oder beim Spazierengehen durch den Wald. Sie werden durch das Trainieren der Achtsamkeit einen qualitativen Unterschied in Ihrem Leben erleben.

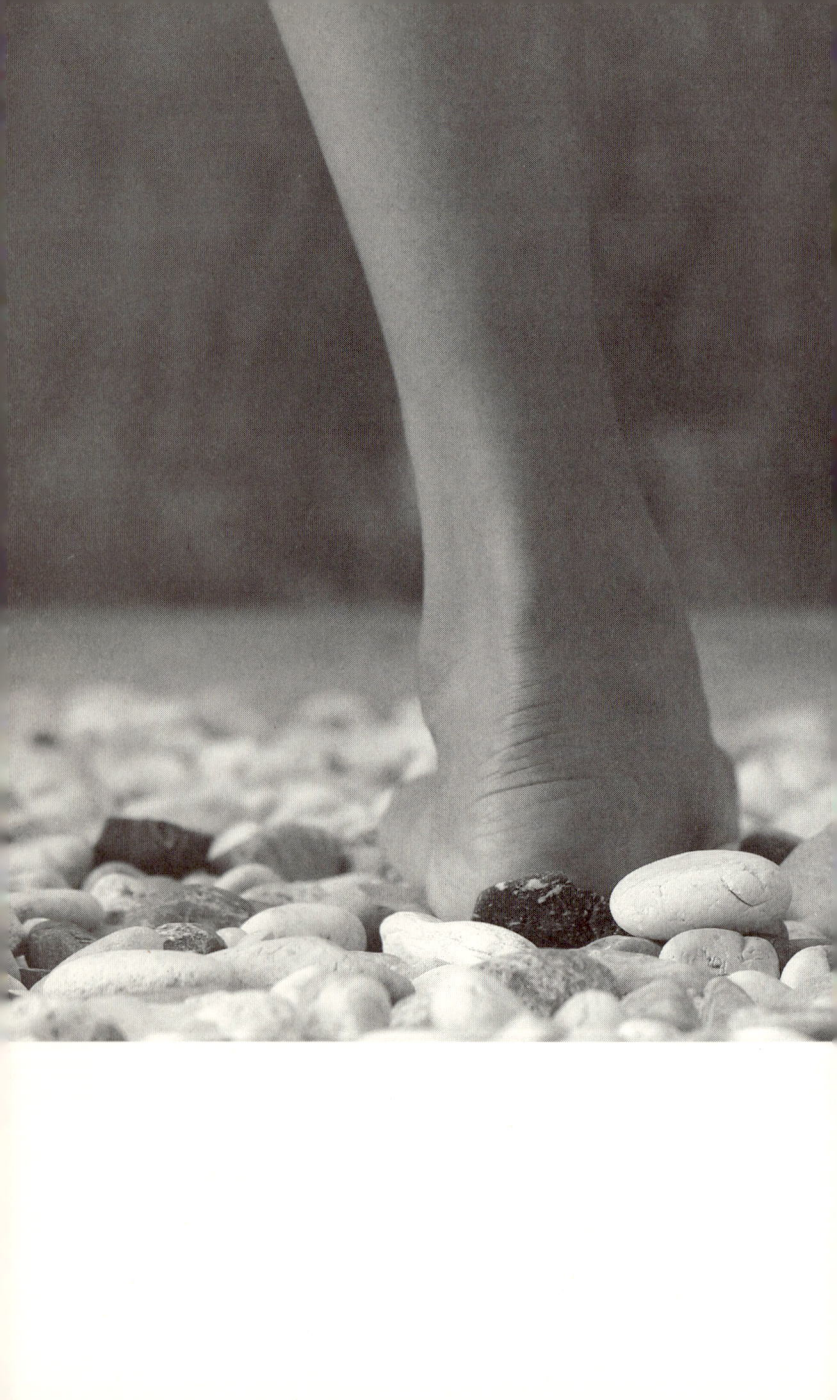

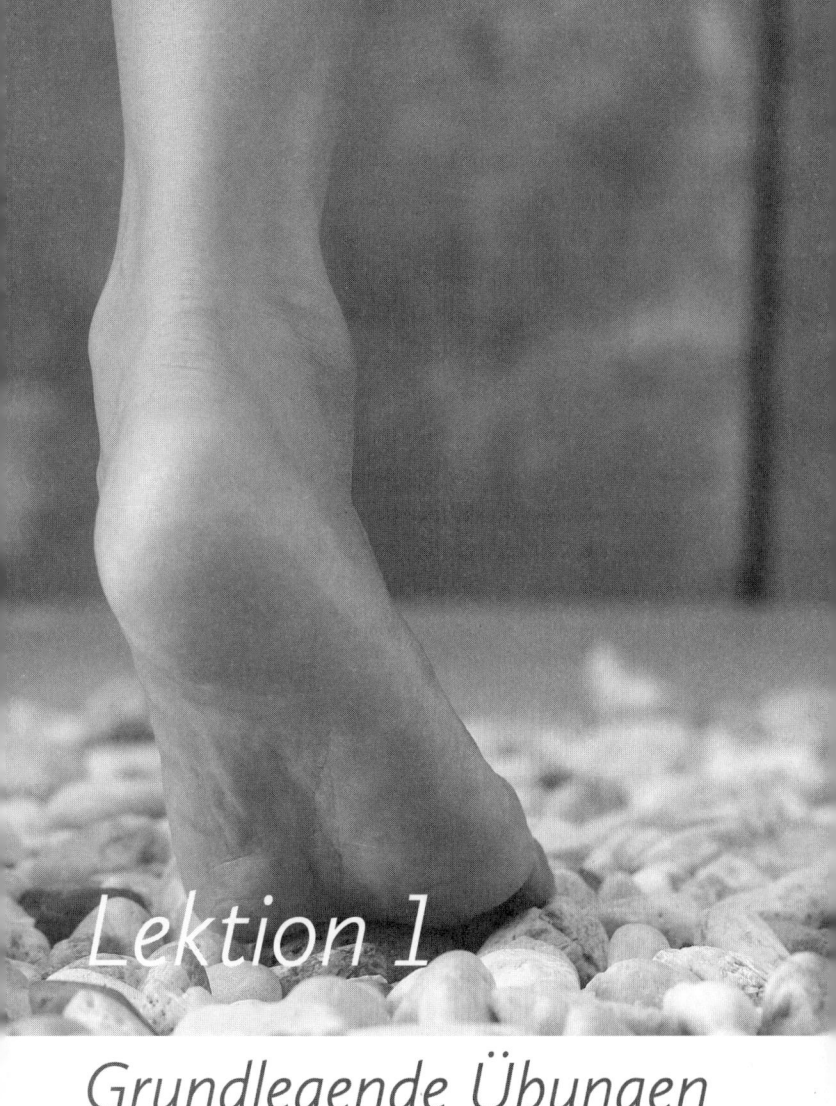

Lektion 1

Grundlegende Übungen
zur Bewältigung von
Migräne und Kopfschmerz

Übungen für Übungsmuffel

Die folgenden Übungen, von der Massage der Füße bis zu »Wut erleben und ausdrücken«, habe ich bewusst für Sie zusammengestellt. Vielleicht haben Sie das Buch in der Hand und denken: »Dieses Programm stehe ich nie durch!« In den Übungen für Übungsmuffel finden Sie die Zusammenstellung der wichtigsten Übungen, um Ihre Migräne zu bewältigen. In meiner Praxis habe ich immer wieder gesehen, dass Menschen, die bereit sind, genau diese Übungen, so, wie sie dort beschrieben sind, durchzuführen, in einer relativ kurzen Zeitspanne ihre Symptome bewältigen konnten. Das heißt: Sie üben täglich, bis Sie die Übungen verinnerlicht haben, anschließend führen Sie aus der Erinnerung jeden Tag diese Übungen zweimal durch. Wenn eine Migräne sich anmeldet, üben Sie diesen Übungskatalog konsequent durch, bis die ersten Anzeichen sich aufgelöst haben.

Führen Sie diese ersten Übungen mindestens sechs Wochen durch. Ihr Körper kann sich in diesen sechs Wochen regenerieren. Ihr Gehirn bildet neue Synapsen. Sie fühlen in diesen sechs Wochen die Wirkungsweise der Übungen. Hören Sie auf keinen Fall auf, wenn das Symptom weg ist! Integrieren Sie diesen Übungskatalog in Ihren Alltag.

Wie ich schon erwähnt habe, hat Qi eine eigene Intelligenz, und es wichtig, dass Sie bei Erfolgen Ihre Lebensenergie weiter stärken und Ihr ganzes System stabilisieren. Lassen Sie nicht nach, und seien Sie ausdauernd. Nachdem Übungsmuf-

fel die Wirkweise erkannt haben, sind sie mehr als bereit, das ganze System durchzuarbeiten. Haben Sie Freude daran, und bringen Sie die Übungen anderen Menschen bei! Wenn mehr Menschen in Ihrer Umgebung die Übungen können, wird Leben und Gesundbleiben einfacher.

Sie haben wenig Zeit, die Übungen zu erarbeiten? Sie sind sowohl durch Ihre immer wieder auftauchende Migräne als auch durch Ihre Alltagsbelastung kaum in der Lage, sich spezielle Übungen zu merken? Falls Ihr Alltag wie beschrieben ist und Sie eine kraftvolle Übung zur Bewältigung Ihrer Migräne wünschen, sind die nachfolgenden Fußmassagen genau die richtigen Übungen für Sie.

Massage der Füße mithilfe des Fußbodens

Am Fuß gibt es Reflexzonen, die mit entfernten Körperteilen oder Organen verbunden sind, die sogenannten Fußreflexzonen. Ihre Füße sind wie eine Landkarte des Körpers.

Ist ein Organ oder Körperteil krank oder gefährdet, schmerzt der entsprechende Punkt auf der Fußsohle – manchmal schmerzt so eine Stelle erst bei Druck. Wenn die Stelle auf dem Fuß ohne Druck schmerzt, ist das entsprechende Organ schon schwer belastet. Schmerzt die Stelle erst bei Druck, dann ist das Organ leicht belastet. In solch einem Fall ist es anzuraten, sich mit der beginnenden Organstörung zu beschäftigen. Ein Beispiel ist eine Druckempfindlichkeit im Bereich der Nieren. Meine Empfehlung ist, einen wirksamen und gut schmeckenden Blasen-Nieren-Tee zu trinken. Diesen Tee trinken Sie dann über mehrere Wochen, und durch die

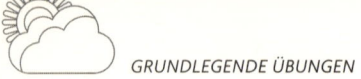

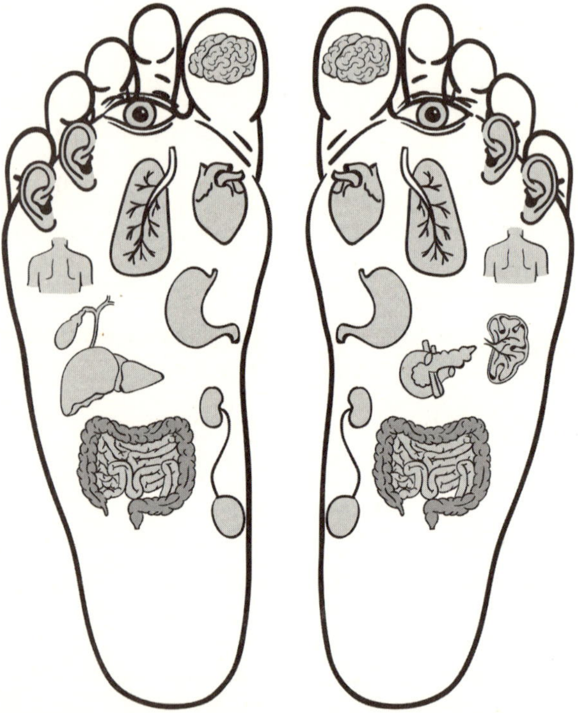

Fußmassage, die gleichzeitig das Organ entspannt und revitalisiert, kontrollieren Sie, ob die Druckempfindlichkeit nachgelassen hat.

Ich empfehle in meiner Praxis, die Tees nicht unbedingt nach der Gebrauchsanweisung zuzubereiten, sondern den Tee so zu machen, dass er Ihnen schmeckt. Für meinen Geschmack sind alle Zubereitungszeiten zu lang.

Falls Sie nach dieser Druckdiagnose und dem Teetrinken immer noch ein Schmerzempfinden haben, rate ich Ihnen, zu Ihrem Arzt zu gehen und ihn zu bitten, das Organ zu untersuchen.

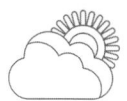

Einteilung der Fußreflexzonen

* Die Zehen spiegeln den Kopf, den Hals und die Sinne wider.

* Der Mittelfuß entsprechen Schultern, Brustraum, Herz, Milz, Nieren und Bauchspeicheldrüse.

* Das untere Drittel des Fußes spiegelt den Darm, die Harnleiter und die Blase.

* Die Fersen spiegeln hauptsächlich das Becken und den Genitalbereich.

* Die Wirbelsäule verläuft entlang der Innenseite beider Füße.

Da der Zehenbereich und der Fußballen mit Kopf und Nacken korrespondieren, können Sie Nackenverspannungen, die auch oft mit Migräne einhergehen, indirekt lindern, indem Sie diese Bereiche massieren.

Wenn Sie bei der kommenden Übung gelangweilt sind, können Sie sie auch beim Musikhören oder beim Fernsehen durchführen.

Bitte gehen Sie achtsam mit sich um! Die Massage der Füße mithilfe des Fußbodens ist eine sehr kraftvolle Übung. Ich empfehle, diese Übung maximal jeden zweiten Tag durchzuführen. Sie können die Übung ganz sanft machen. Auf Dauer bekommen Sie ein Gefühl dafür, wie viel Druck für Ihren Fuß wohltuend ist. Falls Sie bei der Übung Fußkrämpfe bekommen, kann es ratsam sein, Magnesiumtabletten zu nehmen. Falls die Fußkrämpfe nicht aufhören, empfehle ich Ihnen, zu Ihrem Arzt zu gehen und ihn zu bitten, Ihr Blut auf einen Mangel an Spurenelementen hin zu untersuchen.

Diese Übung ist sowohl eine Entspannung für die Füße als auch eine Ganzkörperentspannung. Weiter ist diese Übung eine Entspannung für Ihr gesamtes Meridiansystem. Meridiane sind die Energielinien, die in der chinesischen Medizin zur Heilung der Organe genutzt werden, z.B. durch Akupressur oder Akupunktur.

Ein weicher Untergrund ist für diese Meridian- und Fußübung sinnvoll. Falls kein Teppichboden vorhanden ist, hilft auch eine Fuß- oder Isomatte als Unterlage.

Durchführung

* Setzen Sie sich auf einen bequemen Stuhl.
* Sie beginnen damit, den rechten Fuß und die Außenseite des kleinen Zehs auf dem Fußboden zu massieren. Massieren Sie den Fuß, indem Sie ihn von der Ferse über den Außenrist bis zum kleinen Zeh gegen den Boden drücken.
* Massieren Sie die Außenseite ungefähr eine Minute lang, Sie müssen dafür nicht auf die Uhr schauen oder bis 60 zählen. Ihr Gefühl reicht als Einschätzung aus. Es ist gut, wenn Sie Ihr Empfinden für die richtige Übungslänge trainieren (Bild 1).
* Anschließend massieren Sie die Ferse mit ein wenig Ausdauer etwa eine Minute lang auf dem Fußboden.
* Danach massieren Sie gründlich und ausdauernd mindestens eine Minute lang die Innenseite des Fußes, von der Ferse bis zum großen Zeh. Auch hier können Sie die Zeitspanne nach Ihrem Gefühl einschätzen. Wichtig ist Ihr Empfinden, nicht die genaue Sekundenzahl (Bild 2).
* Eine wirksame Art der Massage für die Zehen ist, die Ferse so weit wie möglich vom Boden abzuheben. Es ist dann so, als ob Sie Schuhe mit zwölf Zentimeter hohen Absätzen tragen würden (Bild 3).

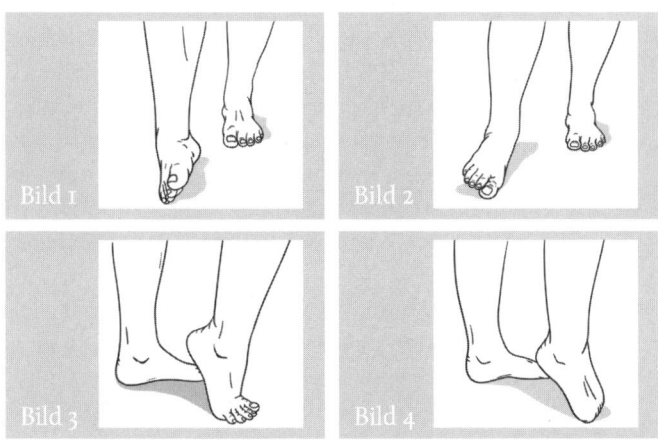

* Bei der Gegenbewegung für die Dehnung und Massage der Zehen werden die Zehen unter den Fuß geklappt (Bild 4).

Seien Sie besonders zu Beginn mit den beiden letzten Bewegungen sanft und behutsam. Wenn Sie ungeübt sind, können Sie leicht Wadenkrämpfe bekommen. Auf Dauer werden Ihre Zehen und der Bereich der Vorderfüße wieder beweglicher.

* Jetzt schütteln Sie den Fuß aus und stellen sich vor, es würden Würfel aus dem Fuß herausfallen. Falls Sie sich Bilder schwer vorstellen können, nehmen Sie einige Spielwürfel, legen sie vor sich auf den Fußboden und stellen sich vor, dass diese Würfel nach und nach an vielen Stellen aus Ihren Füßen herausfallen.

* Stellen Sie beide Füße nebeneinander auf den Boden. Bemerken Sie den Unterschied, oder fühlen Sie (noch) keinen? Beides ist komplett in Ordnung, die Übung wirkt auf jeden Fall. Es kann einige Zeit brauchen, bis Sie den Unterschied zwischen einem massierten Fuß und einem nicht

massierten Fuß wahrnehmen können. Ein Unterschied wäre: Der massierte Fuß fühlt sich wärmer an. Der massierte Fuß fühlt sich kälter an. Das ganze Bein fühlt sich weiter, leicht und entspannt an. Es kann immer auch das Gegenteil der Fall sein. Es fühlt sich kalt und verspannt an. Jede Empfindung ist komplett richtig.

✳ Jetzt nehmen Sie sich Zeit, diese Massage mit dem anderen Fuß durchzuführen.

✳ Beenden Sie diese Übung, indem Sie beide Füße nebeneinander auf den Boden stellen.

Spüren Sie jetzt nach, ob sich Ihre beiden Füße gleich anfühlen. Es ist möglich, dass der rechte Fuß sich schon wieder verspannt hat. Wenn Sie diese Übung jeden zweiten Tag durchführen, bleibt die Entspannung nach einigen Wochen dauerhaft in beiden Füßen.

Fußmassage mit dem Massageball

Sie sind es nicht gewohnt, sich mit Ihren Füßen zu beschäftigen, und Sie haben Ihr Lebtag mit Ihren Füßen nichts anderes getan, als sie nach dem Duschen abzutrocknen. Vielleicht haben Sie auch gern Ihre Füße eingecremt. Für Crememuffel wäre es jetzt eine gute Gelegenheit, nach der Fußmassage mit dem Massageball die Füße einzucremen.

Die Fußmassage mit dem Massageball empfehle ich für den Abend. Nach Ihrer Arbeit, wenn Sie sich in Ruhe hinsetzen, ein Buch lesen, fernschauen, Computerspiele spielen oder soziale Medien bedienen. Legen Sie sich unter Ihren Fuß einen Massage- oder Tennisball. Hilfreich sind Bälle mit Noppen. Ich empfehle auch hier einen Teppichboden. Der

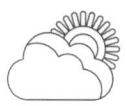

Teppichboden hilft, dass der Ball nicht andauernd wegrollt. Eventuell legen Sie noch vor Ihre Zehenspitze ein dickes Buch. Diese Bremse hält Ihren Ball in Position.

Durchführung

✳ Beginnen Sie, mit dem Fuß über Ihren Ball zu rollen. Sie können die Socken anlassen oder ausziehen. Falls Sie die Massage mit nackten Füßen durchführen, empfehle ich Ihnen, den Ball nach jeder Massage unter einen kalten Wasserstrahl zu halten. Wenn Sie die Massage mit Socken durchführen, brauchen Sie den Ball nur alle 14 Tage zu reinigen.

✳ Gehen Sie einfach spielerisch auf dem Ball hin und her. Von der Ferse zu den Zehen, genauso gehen Sie einfach von der Außenseite des Fußes zur Innenseite. Finden Sie heraus, welche Stellen Ihnen besonders angenehm sind. Da die Fußmassage mit dem Ball äußerst entschlackend wirkt, ist es wichtig, während der Massage genug zu trinken.

✳ Nach etwa drei bis vier Minuten legen Sie Ihre rechte Hand an den rechten Oberschenkel und schütteln das ganze Bein und den Fuß aus. Stellen Sie sich vor, Sie würden geometrische Formen aus dem Fuß herausschütteln.

✳ Nachdem Sie die Formen ausgeschüttelt haben, liegt Ihre Hand immer noch am Oberschenkel, und Sie bewegen das Knie nach außen und wieder zurück zur Mitte.

✳ Jetzt schütteln Sie wieder das ganze Bein aus und lassen sowohl aus der Hinterseite des Oberschenkels als auch aus der Kniekehle und der Wade Würfel oder andere geometrische Formen herausfallen. Es ist möglich, dass Ihnen diese Vorstellungsübungen, bei denen Formen aus Ihnen herausfallen, sehr sonderbar erscheinen. Ihr vegetatives Nervensystem entspannt sich wesentlich besser, wenn sich

Formen aus Ihnen herauslösen. Spannungen lassen sich nicht über Sprachbefehle lösen. Falls Ihnen das mit den Vorstellungsübungen zu schwierig erscheint, lassen Sie es vorerst einfach weg. Keine Eile.

✳ Jetzt beginnen Sie wieder neu, die rechte Fußsohle zu massieren. Spüren dabei Ihren ganzen Körper. Den Nacken, die Wirbelsäule und das Becken. Es ist gut möglich, dass Sie jetzt Beschwerden fühlen, die Sie vorher nicht hatten.

✳ Dann schütteln Sie zuerst einmal Ihre Schultern und Arme aus.

✳ Falls es im Sitzen geht, bewegen Sie Ihr Becken. Ansonsten stehen Sie auf und schütteln Ihren ganzen Körper. Möglicherweise wird jetzt eine Veränderung in der rechten Körperhälfte fühlbar. Zu Beschwerden und Heilreaktionen haben Sie weiter vorn bereits etwas gelesen (→ Seite 25ff.).

Falls Sie bei den Übungen einen Druck im Kopf empfinden, ist es wichtig zu trinken. Möglicherweise brauchen Sie ein Getränk mit Salz oder eine Suppe. Gern empfehle ich eine heiße Brühe. Sie können diese Übung auf der rechten Seite mit täglich fünf bis zehn Minuten beginnen und auf Dauer so verlängern, wie es Ihnen angenehm ist. Wichtig ist, dass Sie sich die Zeit nehmen, bis Sie sicher einen Unterschied zwischen dem massierten und dem unmassierten Fuß wahrnehmen können.

Die ersten zwei Wochen führen Sie die Übung deshalb täglich erst auf der rechten Seite, dann auf der linken Seite durch. Ab der dritten Woche können Sie das Intervall der Fußmassage mit dem Ball schneller wechselnd mit Ihren Füßen durchführen, falls Ihnen das angenehmer ist. Bei Übenden, die zu Schwindel neigen, darf die Übung von Anfang an im Wechsel durchgeführt werden.

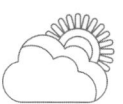

Ausatmen mit der Handschale

Das Ausatmen mit der Handschale hat eine sehr stark beruhigende Wirkung. Wenn wir aufgedreht sind, unruhig von der Arbeit kommen oder Stress mit dem Haushalt und der Familie haben, können Sie sich mit dieser Übung leicht erden und Ihre Energie ins Gleichgewicht bringen. Diese Übung hat sich auch als hilfreich erwiesen, wenn Sie bemerken, dass die Migräne sich langsam aufbaut. Es ist sehr wichtig, wirklich alle Tätigkeiten zu beenden. Bitte suchen Sie sich einen Ruheraum, und beginnen Sie mit den Übungen. Falls es keinen Raum für Sie gibt, ist der beste Ort die Toilette. Sie können sich in jedem Gebäude länger auf die Toilette setzen und ausdauernd Ihre Übungen durchführen. Schöner ist natürlich – bei entsprechendem Wetter – eine Bank im Freien. Ohne Sitzgelegenheit können Sie die Übung auch im Stehen machen.

Durchführung

* Sie legen die linke Hand unten auf das Schambein, nehmen die rechte Hand und halten sie wie eine Schale vor Ihren Mund.
* Sie atmen ein und stellen sich vor, Ihr Atem würde in Ihre rechte Hand hineinsinken und wäre so schwer, dass er die Hand in Richtung Zehen langsam nach unten drückt.
* Sie achten auf Ihren Ausatem und folgen der Bewegung Ihrer Hand, die Sie beim Ausatmen vom Mund von dort in Gedanken am Oberkörper entlang zum Becken, am Oberschenkel entlang zum Knie und in Richtung des Fußes nach unten führen. Konzentrieren Sie sich bei dieser Übung immer auf das Ausatmen und nicht auf das Einatmen. Verlängertes Ausatmen erhöht Ihr Atemvolumen. Viele Menschen haben ein so geringes Atemvolumen, dass

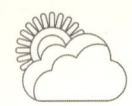

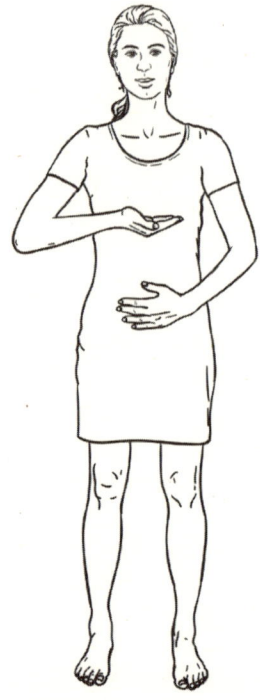

zu Beginn drei oder vier Atemzüge nötig sein können, bis die Füße in ihrer Wahrnehmung erreicht sind. Falls das so ist, atmen Sie immer wieder an der Stelle ein, an der der Atem zu Ende war, sei es am Bauchnabel oder am Knie, und lassen mit dem nächsten Atemzug den Atem weiter hinuntersinken.

✴ Wenn Sie eine Weile geübt haben, sind Sie in der Lage, die Handschale mit dem Atem bis zum Schambein sinken zu lassen und dann von dort aus Ihrem Atem nur in der Vorstellung an Ihrem Oberkörper, an Ihrem Becken, an Ihren Oberschenkeln, Knien und Beinen vorbei zu den Füßen und Zehen zu folgen.

Kribbeln und Hyperventilieren

Ihnen ist durch das Üben schwindelig geworden? Das kann vorkommen, da Sie bei den Übungen mehr atmen, als dies normalerweise der Fall ist. Bei Schwindelgefühlen bleiben Sie sitzen und treten und massieren den rechten Fuß mit dem linken Fuß. Danach reiben und treten Sie mit dem rechten Fuß den linken Fuß. Oft ist der Schwindel dann schon verschwunden.

Was außerdem durch die vermehrte Atmung auftreten kann, ist ein Kribbeln in den Händen, Fingern und im Bereich um den Mund. Wenn das geschieht, legen Sie beide Hände wie eine Haube über Mund und Nase und atmen einige Zeit Ihre eigene Atemluft ein. Sie haben für dann aktuell zu viel Sauerstoff im Körper, durch diese kleine Übung atmen Sie mehr Kohlendioxid ein. Dadurch verschwindet das Kribbeln. Wenn Sie mit den Übungen weiter fortgeschritten sind, passiert das nicht mehr, da Ihr Körper sich an die vermehrte Sauerstoffzufuhr gewöhnt hat.

Massage der Füße mit der Hand und Verlängerung der Zehen

Diese Übungssequenz beginnen Sie im Sitzen. Bitte ziehen Sie die Schuhe aus und, falls es warm genug ist, auch die Socken. Stellen Sie sicher, dass der Fußboden unter Ihren Füßen warm ist. Sie haben vielleicht schon gemerkt, dass es wichtig ist, ein Taschentuch bei den Übungen dabei zu haben, weil dabei die Nase laufen kann. Die Becherzellen der Schleimhaut beginnen, sich durch Entspannung zu öffnen. Wenn die Nase läuft oder sich mehr Spucke im Mund bildet, entspannen sich auch die anderen Schleimhäute im Körper und regenerieren sich.

Durchführung

✳ Setzen Sie sich bitte auf einen bequemen Stuhl, und legen Sie die Hände wie bei der Atemübung auf Ihren Unterbauch.

✳ Atmen Sie in Ihren Unterbauch ein, und lassen Sie ihn dick und rund werden. Atmen Sie leicht und flüssig zu Ihren Füßen hin aus. Wenn der Atem beim Ausatmen nach unten fließt, beginnt der ganze Körper, sich zu entspannen. Falls Sie erschöpft sind, werden Sie von der Entspannung müde und wünschen sich zu schlafen. Wenn das der Fall ist, führen Sie die Übungen nur abends und nicht morgens vor der Arbeit durch. Wenn Ihr Körper nach einiger Zeit entspannt und erholt ist, werden die Übungen Sie aktivieren und energetisieren. Dann können Sie die Übungen auch gut morgens vor der Arbeit oder in einer Pause durchführen.

✳ Bitte atmen Sie auf diese Weise für eine Weile.

✳ Nehmen Sie dann Ihren rechten Fuß hoch, legen Sie ihn auf das linke Bein, und beginnen Sie, ihn mit beiden Händen sanft zu streichen. Streichen Sie von der Ferse bis zum kleinen Zeh. Streichen Sie dann von der Ferse bis zum großen Zeh. Streichen Sie über den Fuß, und streichen Sie die Fußsohle. Wiederholen Sie diese Abfolge.

✳ Stellen Sie nun den massierten Fuß neben den anderen Fuß, und fühlen Sie, ob es einen Unterschied gibt. Auch hier gilt: Jedes Gefühl ist komplett richtig.

✳ Nun nehmen Sie den gleichen Fuß wieder auf das Bein, und beginnen, den Fuß etwas fester zu massieren.

* Wenn Sie zu den Zehen gelangen, beginnen Sie, an den Zehen ganz leicht zu rütteln. Sie rütteln zuerst am kleinen Zeh und stellen sich vor, dass er durch das Ziehen etwas länger wird.

* Jetzt rütteln und ziehen Sie am vierten Zeh, massieren ihn etwas und ziehen ihn etwas länger. Spüren Sie den Fuß? Wie fühlt er sich an? Wie fühlen sich die Zehen an? Fühlen Sie Ihre Zehen überhaupt? Nehmen Sie sich wirklich Zeit zum Fühlen. Falls Sie die Fühlphasen unruhig machen, massieren Sie weiter, alles ist in Ordnung!

* Jetzt beginnen Sie, den mittleren Zeh zu massieren. Sie rütteln ihn ein wenig, massieren ihn, ziehen ihn und stellen sich vor, er würde ein wenig länger werden. Lassen Sie die Vorstellung zu, auch wenn Sie Ihnen seltsam erscheint. Es ist wie bei Struwwelpeter, nur dass bei Ihnen nicht alle Fingernägel, sondern nur der Mittelzeh länger wird.

* Wunderbar, jetzt kommt der zweite Zeh dran. Sie nehmen ihn in die Hand, bewegen ihn, lassen ihn ein wenig kreisen, ziehen an ihm und lassen ihn länger werden.

* Sie nehmen jetzt den großen Zeh. Sie massieren ihn an der Außenseite und an der Innenseite, unterhalb des Nagels, an der Spitze, ziehen an ihm und lassen ihn länger werden.

* Nachdem Sie alle Zehen des rechten Fußes massiert und lang gezogen haben, stellen Sie den rechten Fuß wieder auf den Boden. Fühlen Sie, ob es einen Unterschied gibt.

* Legen Sie bitte wieder die Hände auf Ihren Unterleib, und atmen Sie ein. Ihr Bauch wird rund und dick, Sie atmen aus und lassen den Atem an den Beinen entlang bis zu den verlängerten Zehen fließen.

* Wiederholen Sie das dreimal. Machen Sie es zuletzt noch ein weiteres Mal: Beim Einatmen wird der Bauch unter

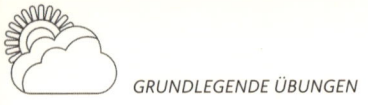

den Händen dick, und der Ausatem fließt langsam an beiden Seiten der Beine entlang nach unten.

* Jetzt können Sie sich auch vorstellen, der Atem beim Ausatmen würde über alle Zehen nach außen fließen, und in Ihrer Vorstellung verlängern sich die Zehen, wenn möglich, auf mindestens vierzig Zentimeter.

Wie soll ich denn so lange ausatmen?

Am Anfang können Sie das nicht. Sie lassen den ersten Ausatem bis zum Becken fallen. Beim zweiten Mal atmen Sie bis zum Knie aus, der dritte Ausatem geht bis zum Fuß und der vierte bis über die verlängerten Zehen hinaus. Dies geschieht nach und nach in Ihnen. Sie brauchen sich nicht zu zwingen. Seien Sie sanft mit sich. Es geht nicht darum, mehr zu leisten.

* Genießen Sie dieses wunderschöne Gefühl des entspannten Fußes eine Weile, während Sie auf diese Weise atmen, bevor Sie zum anderen Fuß gehen und die gleiche Massage durchführen.

* Wenn Sie den linken Fuß massiert haben, verlängern Sie in Ihrer Vorstellung am Ende die Zehen von beiden Füßen um mindestens vierzig Zentimeter, und spüren Sie beide Füße mit Ihren verlängerten Zehen.

Alltagsritual: Gehen Sie, wann immer Sie Zeit haben, draußen mit Ihren »verlängerten« Zehen spazieren. Sie werden erstaunliche Feststellungen machen. Ich wünsche Ihnen viel Freude und Mut beim Üben.

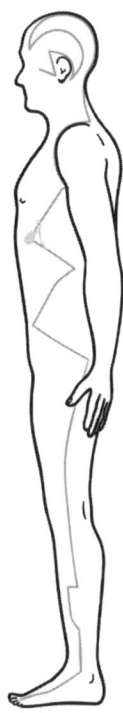

Klopfen des Gallenblasenmeridians

Diese Übung können Sie sowohl im Sitzen wie im Stehen durchführen. Entscheiden Sie sich nach Ihrer Vorliebe, welche Position Ihnen angenehmer ist. Ich habe jahrelang lieber gesessen und stehe jetzt gern bei den Übungen. Jede Position führt bei dieser Übung zum Ziel.

Der Gallenblasenmeridian befindet sich auf den Außenseiten des Körpers und läuft von den Ohren über die Außenseite des Rumpfes zum Becken, zu den Außenseiten der Beine und zum zweiten kleinen Zeh. Durch seine Massage und ihre

Richtung von oben nach unten zur Erde lösen Sie Ärger, der dann von Ihnen weg zur Erde fließen kann.

Durchführung

✳ Sie beginnen, auf der rechten Seite auf der Höhe der Taille in Richtung zur Hüfte die Außenseite entlangzuklopfen. Nehmen Sie dazu die Fingerspitzen, und klopfen Sie immer wieder von oben nach unten, über das Hüftgelenk bis zum Knie. Klopfen Sie zwischen zwei- und zehnmal.

✳ Wenn Sie bis zu Ihrem Hüftgelenk mehrere Male die Außenseite abgeklopft haben, klopfen Sie ebenfalls zwei- bis zehnmal vom Knie bis zur Außenseite des Fußknöchels.

Qualität statt Quantität

Falls Sie sehr angestrengt sind oder die Übungen bei einer Schmerzattacke durchführen, rate ich Ihnen, bei der Übung sehr bewusst in die Hände zu fühlen und die Übung konzentriert und langsam durchzuführen. Oft ist es dann eher hilfreich, wenn Sie die Übung nur zwei- bis dreimal von Taille bis Fußknöchel durchführen. Die Übungen werden wirkungsvoller, wenn Ihre Fingerspitzen und Ihre Hand die Körperregion, die Sie abklopfen, fühlen. Ihre Achtsamkeit und nicht die Menge erhöht die Qualität Ihrer Behandlung. Sie bestimmen selbst, wie oft das Klopfen für Sie angenehm ist.

✳ Spüren Sie immer wieder beim Klopfen in die Hände. Sollte Ihre Hand schwer werden, schütteln Sie aus der Hand Würfel aus. Als Alternative können Sie auch Bälle oder andere geometrische Formen ausschütteln.

✳ Im Anschluss nehmen Sie den rechten Fuß hoch und klopfen vom Fußgelenk bis zum kleinen Zeh bzw. vom Fußgelenk bis zum zweiten kleinen Zeh.

✳ Bitte nehmen Sie sich jetzt Zeit für eine Pause, und fühlen Sie Ihr rechtes und Ihr linkes Bein. Spüren Sie nach, ob es einen Unterschied zwischen dem abgeklopften Bein und dem nicht abgeklopften Bein gibt. Vielleicht fühlt sich Ihr Bein kühl, leicht, schwer, dick oder dünn an; alles ist gut und in Ordnung.

✳ Im Anschluss daran streichen Sie mit der rechten Hand von der rechten Hüfte hinab bis zum rechten kleinen Zeh und verlängern wie in der vorigen Übung anschließend Ihre Zehen.

✳ Nach dem Ausstreichen stellen Sie beide Füße auf den Boden und spüren im Stehen noch einmal, wie sich beide Beine und Füße anfühlen. Möglicherweise sind beide Seiten exakt gleich. Es kann auch sein, dass Sie einen Unterschied bemerken. Beides ist in Ordnung. Wichtig ist, dass Sie sich spüren. Selbstwahrnehmung und Fühlen erhöhen das Qi und die heilenden Kräfte des Körpers.

✳ Beginnen Sie nun, auf der linken Seite von der Hüfte her die Außenseite des Oberschenkels entlangzuklopfen, und verfahren Sie genauso wie zuvor auf der rechten Körperseite. Fühlen Sie wieder in Ihre klopfende Hand hinein. Lassen Sie die klopfende Hand die Struktur Ihrer Bekleidung wahrnehmen. Die Klopfübung ist auch gut unter der Dusche oder in der Badewanne durchzuführen. Im Falle, dass Sie die Übung entkleidet machen, erfühlen Sie die Oberfläche der Haut.

✳ Am Ende der Übung stellen Sie sich wieder hin, beide Füße parallel auf Schulterbreite, und nehmen sich Zeit, sich ganz wahrzunehmen. Jetzt verlängern Sie auch nach dem

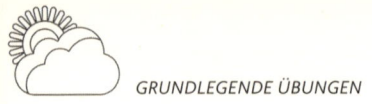

Herunterstreichen der linken Körperseite bis zum kleinen Zeh alle Zehen Ihres linken Fußes.

Falls Sie in der Badewanne liegen, bleiben Sie einfach eine Zeit lang in dem angenehm warmen Wasser und verlängern die Zehen durch die Wand, durch das Fenster, gern bis zu den Pinguinen im Südpol oder dreimal rund um den Erdball. Diese Verlängerungsübungen brauchen mentales Training. Denken Sie während der Übung immer wieder, ob Sie die Verlängerung der Zehen fühlen können oder nicht. Energiekörperverlängerungen zu fühlen ist wie Fahrradfahren. Zwischen Fahrradfahren können und nicht Fahrradfahren können gibt es nichts. Genauso ist es mit der Wahrnehmung des Energiekörpers. Sie können es plötzlich, und vorher konnten Sie es nicht.

Heute gehen Sie bitte den ganzen Tag von Ihren bewussten Füßen und verlängerten Zehen zu Ihrer Arbeit über die Straße, durch den Wald.

Stampfen und laufen

Diese Übung ist wichtig für den Kontakt zur Erde. Gleichzeitig aktiviert sie das Erleben von Gefühlen.

Durchführung

* Bitte stellen Sie sich für die folgende Übung hin. Wie immer stehen die Füße in Schulterbreite parallel auf dem Boden.
* Sie trampeln jetzt auf den Fußboden mit der Vorstellung, Sie wären eine Frau oder ein Mann aus einem Urzeitvolk und würden den warmen feuchten Lehm Ihrer Hütte fest-

stampfen. Sie sinken dabei bestimmt 20 Zentimeter tief ein. Wenn niemand unter Ihnen wohnt, treten Sie so kräftig auf, dass das Glas in der Vitrine zu klirren beginnt. Wohnt jemand unter Ihnen, so treten Sie leise und konzentriert auf, immer mit dem ganzen Fuß. Es ist wichtig, dass Ferse und Zehen den Boden berühren. Manche Menschen haben die Vorliebe, den Boden nur mit den Zehen oder nur mit der Ferse zu berühren. Sie treten langsam und kraftvoll durch den »Lehm«. Sie benötigen viel Aufmerksamkeit in den Füßen, damit Sie nicht »ausrutschen«.

* Treten Sie drei bis fünf Runden durch Ihren Raum um Tisch und Stühle herum. Gehen Sie durch Ihr Zimmer. Am Anfang kommen Sie sich etwas blöd vor. Doch Sie sollten wissen, dass es im Zen-Buddhismus eine Disziplin gibt, die Kinhin genannt wird. Darunter versteht man das Gehen in Achtsamkeit und Bewusstheit.

Fremdes akzeptieren und trainieren

Jede Übung, die Sie noch nicht gemacht haben und die Sie bei anderen Menschen noch nicht gesehen haben, erzeugt ein Unwohlsein. Das hat etwas mit einer normalen Gehirnfunktion zu tun, da fremde Personen, unbekanntes Wissen und Gespräche in uns automatisch unseren ursprünglichen Fluchtreflex oder einen Widerstand aktivieren. Wir drücken dieses Unwohlsein durch Ablehnung, Lachen, Kichern, ablenkende Tätigkeiten wie z.B. »Jetzt muss ich dringend meine Wohnung aufräumen« aus. Diese Reaktionen sind völlig richtig und durchaus normal. Es braucht Ihren Willen, um trotz der Fremdheitsgefühle weiterzugehen.

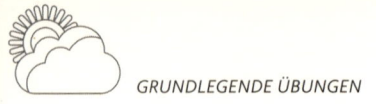

Wut erleben und ausdrücken

Für diese Übung brauchen Sie zwei Igelbälle oder zwei gelbe Schaumstoffbälle, wie sie in der Physiotherapie nach Arm- und Handverletzungen benutzt werden. Falls Sie keine Bälle zu Hause haben, nehmen Sie einfach ein Handtuch und wringen, drücken und drehen Sie es mit den Händen.

Durchführung

✳ Beginnen Sie, die Bälle zu drücken und zu kneten – nur so fest, dass es für Sie angenehm ist. Diese Übung machen Sie zwei bis fünf Minuten lang.

✳ Es ist gut für Sie, wenn Sie am Ausdruck von Tönen arbeiten. Töne machen ist nicht sprechen! Es bedeutet, unstrukturierte Laute von sich zu geben. In der Logopädie und beim Gesangstraining wird es manchmal »Gibberisch« (von engl. gibberish = Kauderwelsch) genannt. Machen Sie ein paar nörgelnde oder zischende Laute beim Drücken und Kneten – schimpfen Sie ohne Worte. Sie können sich beim Schimpfen ohne Worte auch ein Gegenüber vorstellen.

✳ Nach dem Bällekneten oder Handtuchwürgen schütteln Sie die Hände aus. Dieses Ausschütteln verbinden Sie mit der Vorstellung, dass Formen aus Ihren Fingern herausfallen. Lassen Sie bei Wut spitze Gegenstände herausfallen. Alle Gegenstände, die ein aggressives Symbol verkörpern, sind dann wirklich wut- und spannungslösend.

Die Übung mit dem Bällekneten können Sie überall durchführen. Legen Sie sich einen gelben Schaumgummiball neben Ihr Telefon, und kneten Sie ihn während schwieriger Gespräche. Nehmen Sie einen Ball mit zur Arbeit. Oder kaufen

Sie sich ein Wuttier, und lassen Sie Ihre Wut an ihm aus. Damit verhindern Sie, dass sich »unverdaute« Reaktionen und Stress im Nacken, Hinterkopf und Stirn festsetzen. Seelisch unverdaute Begebenheiten schädigen auf Dauer Ihre Gesundheit.

In der Regel wirkt die Übung entspannend und aktivierend. Ich empfehle die Übung nicht, wenn die ersten Symptome der Migräne auftauchen, sondern eher, die heilende Wirkung der Übung zu einem anderem Zeitpunkt auszuprobieren. Es gibt aber auch Migränepatienten, die mir berichtet haben, dass sie mit dem Ausagieren der aufgestauten Wut die beginnende Migräne abwenden konnten.

Da Sie öfter Migräne haben, wissen Sie, dass Migräne beginnen kann, wenn Anforderungen an Sie gestellt werden, die Sie nicht erfüllen wollen oder die ein diffuses Unwohlsein erzeugen. Das kann auch an einem Arbeitstag geschehen. In einem solchen Fall ist es gut, dass Sie, falls Sie mit einem Auto nach Hause fahren, schon im Auto mit den Tönen und mit Schimpftiraden beginnen.

Diese Übung kann wie alle anderen Übungen sowohl erschöpfend wie aktivierend wirken. Alle Übungen bringen am Anfang Ihren persönlichen Zustand hervor. Falls Sie müde und erschöpft sind, werden Sie Ihre Erschöpfung fühlen; falls Sie kraftvoll und energetisiert sind, wird die Übung Sie verstärkt energetisieren. Auf Dauer, wenn der Körper sich erholt hat, sind die meisten Übungen aktivierend.

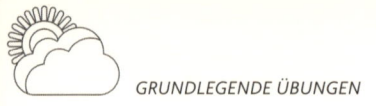

Achtsamkeitsübung: der Flammenwerfer

Jetzt, wo Sie die Übungen der ersten Lektion durchgearbeitet haben, können Sie die Hauptübung, um die Migräne zu bewältigen, erarbeiten. Es ist die Übung mit dem Flammenwerfer. Alle Übungen, die Sie bis hierhin durchgeführt haben, sind Vorbereitungen auf diese Übung gewesen. Sie haben jetzt mehrere Wochen die Zehen massiert und die Füße verlängert. So langsam und allmählich haben sich Ihr Kopf und Nacken wieder mit dem Körper verbunden. Wenn Sie die Übungen durchführen, spüren Sie plötzlich mehr Wärme im Körper, eventuell nehmen Sie auch mehr Kälte wahr. Bitte bewerten Sie nicht, ob Sie Kälte oder Wärme fühlen. Zur Heilung ist es wichtig, dass Sie fühlen – nicht, was Sie fühlen.

Durchführung

✳ Zu dieser Übung können Sie sich bequem in den Sessel setzen, aufs Sofa oder auch in Ihren Autositz, und das Kinn etwas auf Ihre Brust sinken lassen. Das ermöglicht, dass der Nacken auf sanfte Weise gedehnt ist und die Wirbelsäule sich öffnen kann.

✳ Sie stecken jetzt Ihre beiden Hände in die Hosentaschen, falls die Hosentaschen groß genug sind, liegen die Hände nun unterhalb des Bauchnabels. Falls Sie keine Hosentaschen haben, legen Sie die Hände auf Ihren Unterleib, und die kleinen Finger sollen in der Leiste liegen. Sie haben bis hierhin schon mehrere Wochen geübt. Dann kommt durch

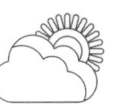

diese Handhaltung ganz automatisch von selbst ein Gähnen. Falls Sie nicht automatisch gähnen, einfach weiter-
üben. Irgendwann kommt es schon.

* Sie spüren jetzt unter Ihren Händen Ihren Unterbauch.
Vielleicht spüren Sie die Kälte oder die Wärme der Hän-
de, oder Ihre Hände sind feucht oder trocken. Alles ist in
Ordnung.

* Sie atmen jetzt unter Ihren Händen ein. Der Unterbauch
wird ganz dick. Und mit dem Einatmen schiebt sich ganz
leicht das Becken nach hinten, als würde jemand das Steißbein hochziehen. Und vielleicht haben Sie, wenn Sie einen
kleinen Bauch haben, das Gefühl, dass der Bauch Ihre kleinen Finger in den Leisten einklemmt.

* Beim Ausatmen lassen Sie Ihr Steißbein wieder hinten
in den Sitz sinken. Beim Einatmen gibt es im Rücken ein
Hohlkreuz, und beim Ausatmen wölbt sich das Hohlkreuz
wieder in Ihre Stuhllehne.

* Sie atmen jetzt etwa fünf- bis 20-mal in Ihr Becken ein und
aus. Die Zahl des Ein- und Ausatmens ist davon abhängig,
wie viel Zeit Sie haben.

* Die letzte Bewegung mit der Beckenschaukel ist ein Ausatmen, das Steißbein sinkt in den Sitz, und bei der Wirbelsäule drücken die unteren Lendenwirbel in die Lehne.
Sie hängen jetzt im Sitz. Das ist keine Sitzhaltung für einen
Staatsbesuch. Ihre Hände sind noch in den Taschen oder
liegen auf dem Unterleib.

* Sie stellen sich vor, dass Sie in der Hand ein weißes Tuch
halten. Mit dem weißen Tuch wischen Sie unter der rech-
ten Leiste, unter dem Schambein und unter der linken
Leiste. Nicht darüber nachdenken, ob das geht. Sie sind mit
Ihrer gesamten Wahrnehmung in der rechten und linken
Leiste und bei Ihrem Schambein.

Zeit lassen

Vielleicht sind die Flammen am Anfang wie Bunsenbrenner. Auf Dauer werden sie immer größer. Falls Sie länger mit diesen Flammenwerfern geübt haben, können Sie das jederzeit, ohne Vorbereitung bei im Kopf entstehendem Druck durchführen. Diese Flammenwerfer können so groß sein, wie Sie wollen. Auf Dauer werden Sie merken, dass Sie die gleichen Flammen an jedem Finger produzieren können. Die gehaltene überschüssige Energie kann sich auf diese Weise lösen. Viel Spaß bei dieser außergewöhnlichen Übung.

* Jetzt sinkt der rechte Oberschenkel in Ihren Sitz, einfach so, wie zerlaufende Eier zerfließen. Der linke Oberschenkel fließt in Ihren Sitz, dann fließt die Kniekehle bis zum Fußboden, erst die rechte, dann die linke Seite. Stellen Sie sich ein fließendes Material vor – vielleicht lauwarmen Kuchenteig, der herunterfließt, oder eine andere weiche, dehnbare Masse.

* Dann fließen beide Waden nach unten in Richtung Schuh und zum Fußboden. Die Ferse bleibt so breit wie die dickste Stelle der Wade, rechts sowohl wie links. Jetzt wird die Ferse eher breiter und sinkt in Richtung Schuhe und Fußboden. Die Füße werden breiter, und die Zehen werden Öffnungen, pro Zeh fünf bis zehn Zentimeter.

* Sehen Sie die Öffnungen! Sie beginnen damit am rechten kleinen Zeh. Der kleine Zeh ist ganz breit, der zweite kleine Zeh ist breit, der Mittelzeh, der zweite große Zeh, der große – fast wie breite, große Schläuche. Der große linke Zeh wird ganz breit, der zweite große linke Zeh, der Mittelzeh,

der zweite kleine Zeh, der linke kleine Zeh. Alle Zehen sind wie ovale, große Bullaugen.

✳ Jetzt spüren Sie wieder den Raum unter Ihren Händen – Ihre große Beckenschale. Dann atmen Sie ein und spüren weiter den Raum unter Ihren Händen. Sie visualisieren über dem Steißbein ein großes offenes Fenster (bestimmt von einer Breite von zwanzig Zentimetern und einer Höhe von dreißig Zentimetern). Das ganze Becken hinten ist eine Öffnung, durch die Sie einatmen.

✳ Und jetzt ist es, als würde das Einatmen ein Feuer anfachen, das aus Ihren Zehen herauskommt wie die Flammen eines Flammenwerfers. Sie atmen ein in Ihr Becken und lassen aus jedem Zeh einen Flammenwerfer herauskommen.

 Alltagsritual: Wann immer Sie daran denken, werfen Sie Flammen aus Ihren Zehen.

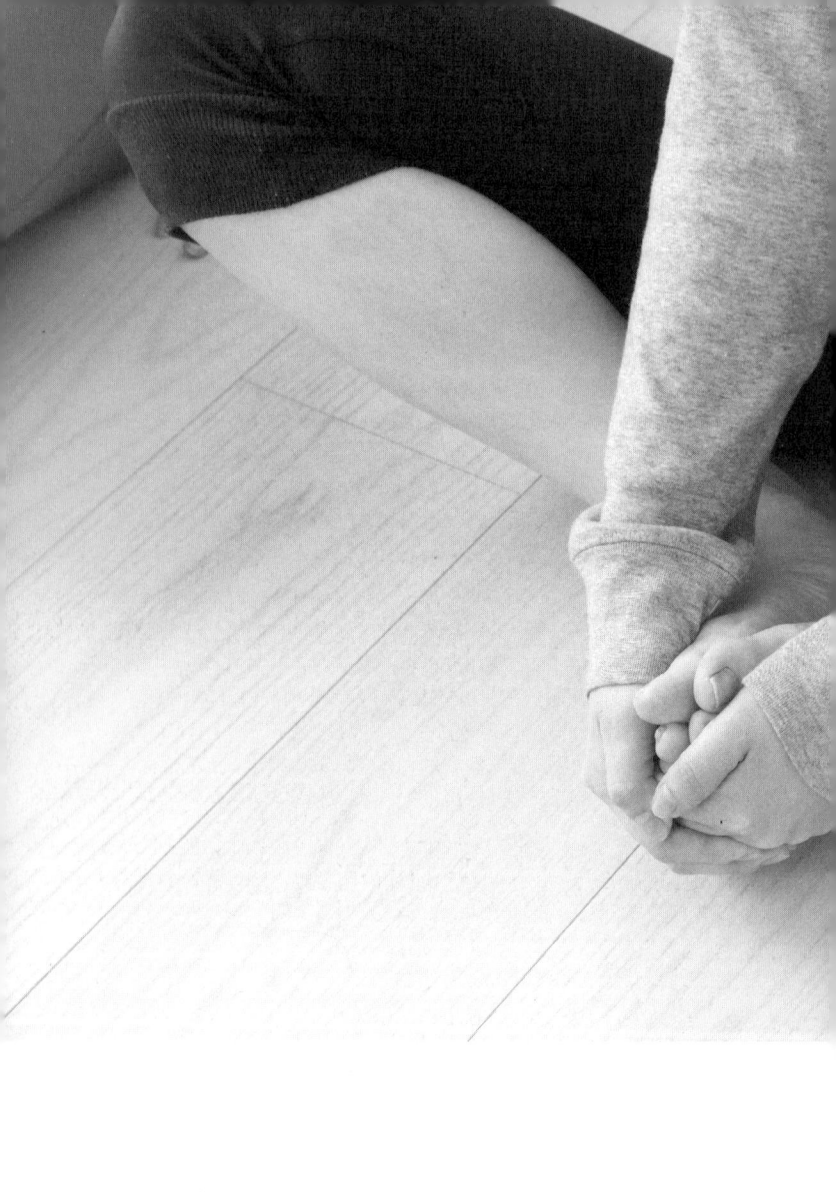

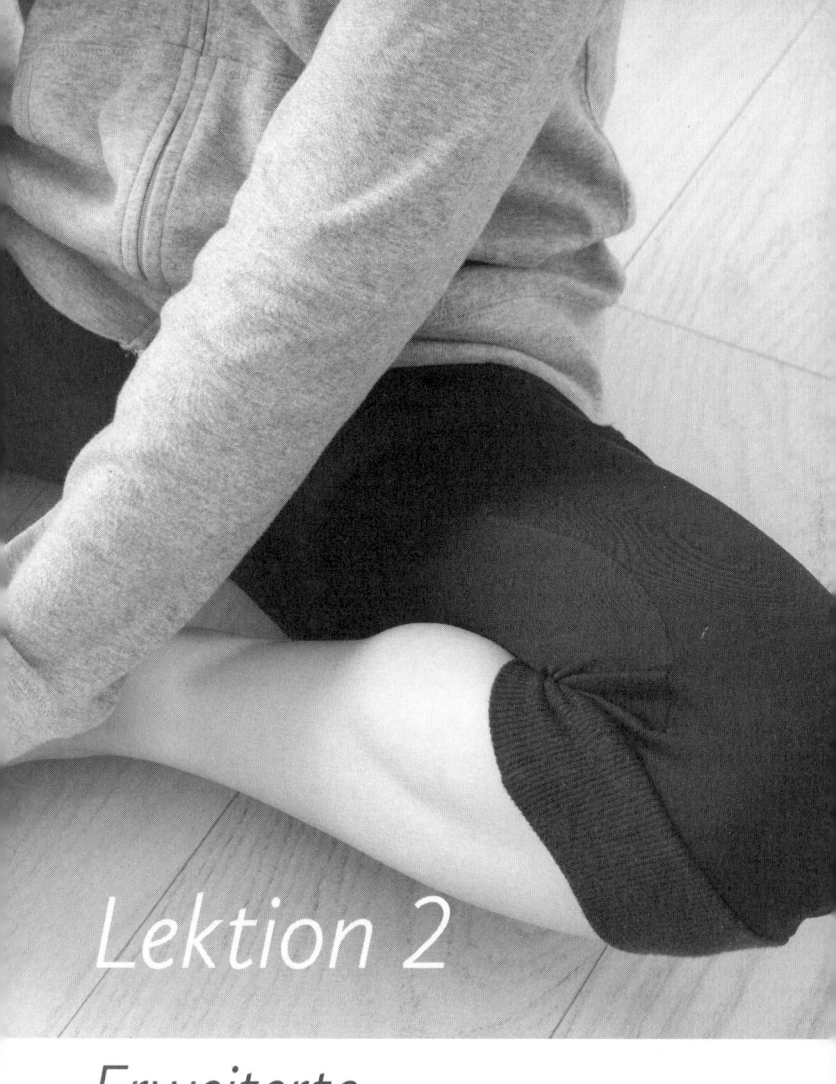

Lektion 2

Erweiterte Erdungsübungen

Die Verbindung von Füßen und Becken

In dieser Lektion arbeiten wir an der Verbindung von Füßen und Becken, dem »Hauptreservoir« unserer Lebensenergie. Wir erleben auf Dauer durch unser Üben unser Becken geöffnet zur Erde hin.

Verlängern aller zehn Zehen

Es ist immer gut, die Zehen zu verlängern, wenn Sie einen Druck im Kopf verspüren. Dadurch werden die Organe harmonisiert, deren Meridiane in den Zehen beginnen oder auch enden.

Durchführung

* Sie sitzen gerade und aufrecht auf dem Stuhl. Die Füße stehen auf Schulterbreite auseinander. Ihr Nacken ist gerade, und das Kinn ziehen Sie etwas zur Brust hinunter, damit der Nacken leicht gedehnt ist.
* Sie reiben die Füße auf dem Fußboden, damit die massierten Füße wieder hellwach im Bewusstsein sind.
* Sie atmen in das Becken ein und am Körper entlang in die langsam nach unten sinkende Handschale (→ Seite 47f.) hinein, aus. Diese Form des Atems kehrt in allen Übungen immer wieder. Auch hier macht auf Dauer Ihre eigene Praxis den Unterschied. Sie werden nach einigen Wochen

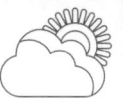

beständigen Übens in der Lage sein, dem Fluss des Atems ohne die Hilfe der Handschale zu folgen.

* Sie sehen sich Ihre zehn Zehen an und stellen sich vor, dass der kleine rechte Zeh wächst. Erst lassen Sie den Zeh fünf Zentimeter, dann fünfzehn wachsen. Sie stellen sich jetzt vom kleinen rechten Zeh ausgehend alle Zehen nacheinander vor, wie sie mitwachsen, bis Sie in Ihrer Vorstellung bei der kleinen linken Zehe angekommen sind.

* Nach vierzehn Tagen mit dieser Übung sind alle Zehen vierzig Zentimeter lang.

* Wenn Sie Schwierigkeiten haben bei der Vorstellung, nehmen Sie sich bitte Zeitungspapier, legen es unter die Füße und malen rechts und links neben jedem Zeh eine vierzig Zentimeter lange Linie; die Linien sollen sich nicht vorn treffen. Malen Sie zwei parallele Striche pro Zeh. In den Kursen vergleiche ich diese Zehen mit Clownsfüßen. Die Zehen sind so lang wie Clownsschuhe, Sie würden darüberfallen, wenn Sie solche Zehen hätten.

* Wenn Sie alle Zehen verlängert haben, machen Sie die Ausatemübung mit der Handschale. Das Ausatmen mit der Handschale verändern Sie jetzt bitte so, dass beim Ausatmen der Atem zuerst in die Hand fällt, dann am Körper entlangfließt, bis er an den verlängerten Zehen vorbei ist.

* Sitzen Sie am Ende still, und erleben Sie fünf Minuten Ihren Atem und den Fluss des Ausatmens.

Becken und Hüftgelenke bewegen

Sie wollen Ihre Migräne bewältigen. Zur Bewältigung eines Symptoms und zur Bewältigung von Schmerzen gehört immer als erster Schritt das Loslassen von Spannungen. Sie fühlen normalerweise im Alltag Ihr Becken und Ihre Leisten, die der Durchgang zu den Beinen sind, kaum. Wenn Sie unter starken Schmerzen leiden, ist sowieso keine andere Region fühlbar als die des Schmerzes. Möglicherweise haben Sie schon Schmerztraining in einer Schmerzambulanz durchgeführt. Dort haben Sie gelernt, vom Schmerz wegzufühlen in die Körperregionen, die ohne Schmerz sind. Ihre Migräne wird meistens nicht im Kopf verursacht, sondern im gesamten Körper.

Die Befreiung des Beckens hat deshalb Priorität. Das Becken ist das »Hauptreservoir« Ihrer Lebensenergie. Bei verschlossenem Becken und verschlossenen Leisten staut sich das Qi, welches normalerweise zu Beinen und Füßen fließt, in dieser Region. Es ist am Anfang etwas befremdlich für Sie, dass ich Ihnen ein Training anbiete, das den ganzen Körper einschließt. Aus meinen über vierzig Jahren Arbeit mit Betroffenen weiß ich, dass Symptome fast nie da gebildet werden, wo der Schmerz ist. Wenn Sie sich ausdauernd mit dem Schmerz beschäftigen, ist das, als würden Sie sich mit der verschmutzten Oberfläche des Meeres beschäftigen, anstatt zu schauen, woher die Meeresbelastung kommt.

Sie können gern bei dieser Übung stehen oder auf einem Stuhl sitzen; ich persönlich bevorzuge das Stehen.

Durchführung

✳ Im Stehen und auch im Sitzen sind die Füße vierzig Zentimeter weit auseinander und stehen parallel, wobei die

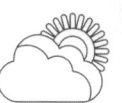

Übung im Stehen einfacher ist, da das Becken sich leichter bewegen lässt.

* Bitte nehmen Sie das Becken in beide Hände. Fühlen Sie zuerst Ihre Hände am Becken. Eventuell sind die Hände kühl, vielleicht auch kalt. Spüren Sie, ob Ihre Hände feucht oder trocken sind.

Wahrnehmung ohne Bewertung

Wahrnehmen beginnt immer mit einer urteilsfreien Bestandsaufnahme. Menschen mit Kopfschmerzen oder Migräne neigen allerdings zu starken Bewertungen. Erlernen Sie, immer seltener Bewertungen vorzunehmen. Verzichten Sie auf Gedanken wie »Oh, bin ich schlank« oder »Puh, bin ich aber dick« ...

* Spüren Sie nun zuerst die Ausmaße Ihres Beckens. Ist es schmal, ist es breit, haben Sie Speck um das Becken, oder können Sie die Knochen unmittelbar spüren? Machen Sie einfach eine Bestandsaufnahme.

* Dann legen Sie Ihre Handinnenflächen auf das Schambein und Kreuzbein und beginnen, es nach vorn und hinten zu bewegen. Zuerst nach hinten, so als würden Sie Ihren Bauch ganz nach vorn drücken und ein Hohlkreuz machen. Dann machen Sie die Bewegung in die entgegengesetzte Richtung. Sie drücken den Lendenwirbelbereich ganz nach hinten und ziehen den Bauch ein.

* Bewegen Sie das Becken hin und her, bis es schaukelt wie eine Gondel auf den Kanälen von Venedig. Mit der Zeit wird die Bewegung größer. Das Becken schwingt weiter nach hinten und nach vorn.

Vorsicht im LWS-Bereich

Wenn Ihnen Ihr Physiotherapeut oder Arzt Bewegungen des Beckens verboten hat, weil Sie einen Bandscheibenvorfall im unteren Bereich des Rückens haben, dann führen Sie nur Übungen durch, bei denen Sie sich absolut sicher fühlen. Oder Sie zeigen Ihrem Physiotherapeuten dieses Buch und fragen ihn, welche Übungen Sie durchführen dürfen.

Die unteren Wirbel lockern sich auf Dauer wieder. Durch das dauernde Sitzen auf Stühlen sind unsere Wirbel oft versteift. Viele Menschen in ärmeren Regionen dieser Erde sitzen nicht auf Stühlen, sondern hocken auf dem Boden, was ihnen zu mehr Beweglichkeit verhilft.

✳ Beenden Sie diese Übung durch das Ausatmen mit der Handschale. Wenn Sie gestanden haben, setzen Sie sich jetzt.

✳ Machen Sie diese Übung zwischen zwei und fünf Minuten, und achten Sie darauf, dabei nicht den Atem anzuhalten. Falls Sie den Atem angehalten haben, atmen Sie in Ihr Becken ein und stellen sich vor, dass der Atem beim Ausatmen über die Beine und Füße nach unten wegfließt.

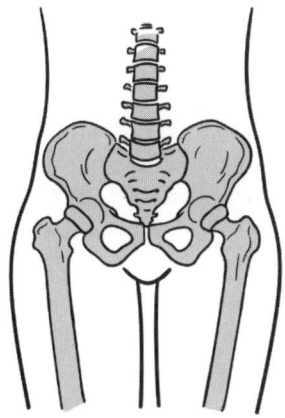

Das Becken zurückerobern

In dieser Übung lernen Sie durch gezielte Achtsamkeits- und Vorstellungsübungen, Ihr Becken neu wahrzunehmen und zu beleben.

Durchführung

✳ Sie stehen mit leicht gespreizten Beinen und lockeren Knien. Die Füße sind parallel und schulterbreit voneinander entfernt.

✳ Sie beginnen, mit viel Aufmerksamkeit den Beckenkamm zu massieren. Massieren Sie die rechte Seite Ihres Beckenkamms zuerst von der Wirbelsäule bis zu Ihrem Hüftgelenk, und nehmen Sie sich dann viel Zeit zum Spüren, wie sich Ihr Beckenkamm und die massierte Hand anfühlen.

✳ Bitte schütteln Sie immer wieder die Hände aus.

✳ Nehmen Sie sich anschließend die Zeit, um zu spüren, wie sich die massierte Seite des Beckens und die unmassierte Seite im Vergleich zueinander anfühlen.

Kältegefühle

Manchmal ist die Körperwärme im Becken extrem reduziert. Manchmal sind Ihr Becken und Gesäß auch nur äußerlich kalt. Eventuell empfinden Sie die Kälte als sehr unangenehm. Dann beachten Sie bitte: Die Übungen erzeugen keine Kälte, sondern sie lassen die Kälte wahrnehmbar werden. Dieses Spüren der Kälte ist das erste Anzeichen, dass Ihr Körper wieder fühlender wird. Falls Sie immer wieder unter kaltem Rücken und kalten Beinen leiden oder dieses beginnen wahrzunehmen, können Sie die Übung von Seite 91ff., »Das Nicken von König und Königin«, vorziehen. Wichtig ist bei dieser Nackenübung, dass Sie vorher die erdenden Übungen aus Lektion 1 (→ Seite 38ff.) machen.

✳ Führen Sie nun die gleiche Massage mit der linken Hand auf der linken Seite durch: erst mit sehr viel Genauigkeit über den oberen Beckenkamm von der Wirbelsäule zur linken Hüfte hinüber, und dann mit langsam kreisenden Bewegungen bis zur Seite des Oberkörpers.

✳ Bitte immer wieder die Hände ausschütteln, wenn sie zwischendurch schwer werden. Lassen Sie aus Ihren Händen geometrische Formen herausfallen. Diese Vorstellung entspannt und hilft Ihnen, Stress loszulassen.

✳ Jetzt massieren Sie das ganze Becken. Sie massieren auch die Gesäßbacken, das Hüftgelenk und die Leisten bis vorn zum Schambein. Oft werden mit der Massage der Gesäßbacken auf Dauer Rücken und Becken wärmer.

✳ Diese Vorstellung entspannt und hilft Ihnen, Stress loszulassen.

Es ist gut, sich nach der Massage in Ruhe hinzusetzen und das Becken wahrzunehmen.

Falls Sie sehr aktiv sind, neigen Sie dazu, die Übungen durchzuführen, als müssten Sie eine Aufgabe erledigen. Nehmen Sie zuerst einmal wahr, dass Sie in einen Erledigungsstress kommen. Lassen Sie alle Bewertungen los; nichts ist falsch, es hat nur eine Auswirkung auf Sie. Jetzt wandeln Sie das Gefühl des »Erledigen-Müssens« und beginnen damit, sich selbst zu behandeln – als ein menschliches Wesen, das Liebe, Achtsamkeit und Aufmerksamkeit verdient hat.

Auch diese Übung beenden Sie durch das Ausatmen mit der Handschale.

Das Becken auswischen

Jetzt wird es ein wenig spooky! Was soll denn das bedeuten? In meiner Praxis habe ich immer wieder Patienten, die keinerlei Bezug zu dem Innenraum Ihres Körpers haben. Manchmal haben auch diese Menschen Glück, dass sie, wenn eine Blähung verklemmt ist, ihren Unterbauch von innen spüren. Den Innenraum des Bauches wahrzunehmen muss unterschieden werden von dem Gefühl, das sich bei befriedigendem Sex einstellt.

Diese sehr schöne Übung können Sie gut abends im Bett oder auf dem Sofa liegend für einige Minuten durchführen. Ich empfehle Ihnen zusätzlich, täglich öfters beide Hände auf Ihren Unterbauch zu legen.

Durchführung

✳ Legen Sie Ihre Hände auf den Unterbauch und massieren langsam, von rechts nach links, mit der rechten Hand

Ihren Darm. Lassen Sie die linke Hand unten zwischen Leiste und Unterbauch auf der linken Seite liegen.

✳ Nach ein bis zwei Wochen mit der Vorübung der Darmmassage stellen Sie sich vor, dass Sie mit einem kuschelweichen weißen Tuch Ihr Becken von innen auswischen, als ob Ihr Becken eine große Schale wäre. Sie wischen alle Seiten – rechts, links, unten, vorn, hinten, die Leisten, den Beckenkamm, das Geschlechtsorgan usw. Sie wischen Ihr ganzes Becken ganz liebevoll, ganz sorgsam aus. Die Hände liegen auf dem Becken, und Sie spüren den Raum des Beckens.

✳ Wenn Sie das ganze Becken ausgewischt haben, atmen Sie in das Becken ein, lassen den Atem beim Ausatmen in die Handschale fallen (wie auf Seite 47f. beschrieben) und vor dem Körper entlang nach unten fließen. Bitte atmen Sie siebenmal auf diese Weise.

✳ Wenn Sie diese Übung eine Zeit lang mit einem weißen Tuch durchgeführt haben, nehmen Sie ein rosafarbenes Tuch, und wiederholen Sie die Übung. Warum Rosa? Rosa ist gut für die Nerven, da es beruhigend wirkt. Im Anschluss an Rosa können Sie selbstständig Farben wählen. Wählen Sie lichte Farben und niemals Schwarz oder Braun.

Neue Bahnen schaffen

Das Becken mit dem weißen Tuch auswischen, in den Bauch einatmen und mit der Handschale am Körper entlang ausatmen sind wichtige Übungen für Ihre Entwicklung. Führen Sie diese oft als fremd empfundenen Übun-

...

•••

gen einfach immer wieder durch. Die Wahrnehmung des Innenraums stellt sich spontan ein. Manchmal haben Migränepatienten diese Wahrnehmung nach drei bis sechs Wochen, andere benötigen drei bis sechs Monate, um die Innenraumwahrnehmung anzuschalten. Durch diese völlig unbekannten Techniken werden neue Synapsen in Ihrem Gehirn entwickelt. Die Bildung neuer Synapsen braucht fast immer sechs Wochen bis drei Monate. Bevor die entsprechenden Synapsen gebildet sind, fühlen sich die meisten hilflos, dämlich und unzulänglich. Das ist völlig normal, und es gilt auszuhalten, dass Sie etwas üben, was Sie nicht verstehen können.

Solch ein Prozess ist die höchste Form, das Gehirn an Neues zu gewöhnen. Sie gehen sozusagen einen Pionierweg in Ihrem eigenen Gehirn. Dieses Gehen von neuen Wegen ist die Möglichkeit, Erstarrung und Rückschritt im Leben vorzubeugen.

Kombination der erlernten Übungen

Sie haben bis jetzt neue Übungen erlernt und fragen sich: »Wie soll ich die Übungen weiter zusammenstellen?« Jede Übungsreihe, die mit Übungen ab dem Becken beginnt, startet mit Erdungsübungen, die Sie selbstständig wählen können. Das können sein: die Fußmassage mit der Hand oder dem Fußboden; das Klopfen des Gallenblasenmeridians; das Stampfen oder Laufen oder in die Füße fühlen oder die Zehen öffnen und das Ausatmen mit dem Flammenwerfer. Erst wenn Ihre Füße warm sind, erarbeiten Sie Übungen ab dem Becken und den Hüftgelenken. Bei allen Körperteilen über dem Becken müssen immer zuerst Ihre Füße, Beine und Leisten warm und Ihnen bewusst sein. Vielleicht dauert es Wochen, bis Sie das erreichen.

Ein warmes Fußbad kann auch manchmal helfen. Falls Sie sehr unter Kälte leiden, führen Sie monatelang die Übungen für Übungsmuffel (ab Seite 38ff.) durch.

Nachdem Sie die Erdungsübungen der letzten Seiten durchgeführt haben und die Füße und Beine warm geworden sind, atmen Sie aus mit der Handschale.
Jetzt beginnen Sie mit den Übungen aus den kommenden Kapiteln, wie z.B. der Öffnung des unteren Rückens an der Tür. Entweder wählen Sie aus den Übungen des nächsten Kapitels frei aus, welche Ihnen am besten zusagen, oder Sie wählen, falls Sie sich nicht entscheiden können, die ersten drei Übungen der folgenden Übungseinheit.

Durch die bisherigen Übungen ist Ihre Verbindung zur Erde besser geworden. Jetzt können wir damit beginnen, den Fluss der Energie im Rücken zu erhöhen.

Alltagsritual: Wann immer Sie daran denken, wo immer Sie auch sind – verlängern Sie Ihre Zehen.

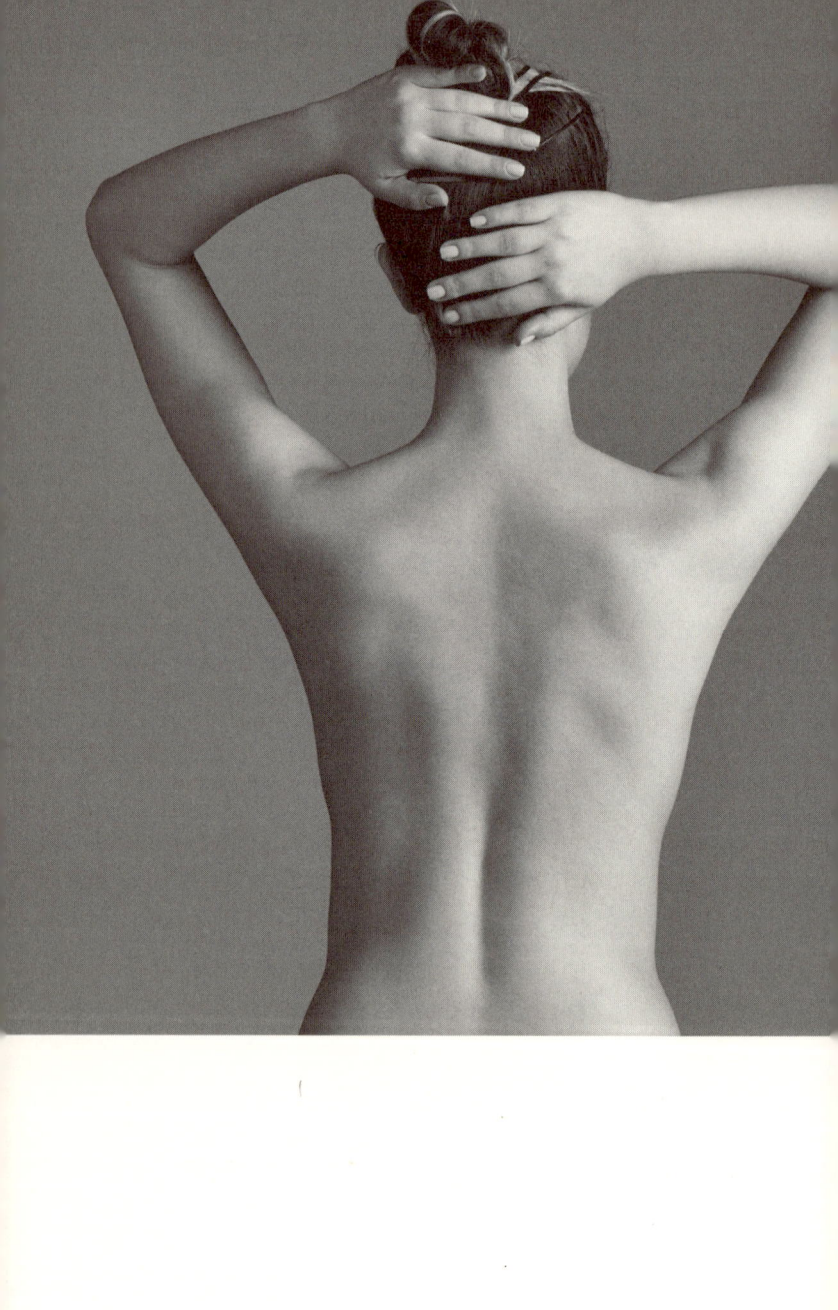

Lektion 3

Übungen für die Rückseite des Körpers

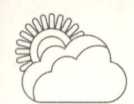
Dauerhaftes Lösen von Verspannungen am Rücken

Die Lockerung des Rückens ist ausgesprochen wichtig für die Linderung von Kopfschmerzen und Migräne. Zur Migräne gehören oft Beschwerden im Nackenbereich sowie – und das mag manchen Leser erstaunen – in den unteren Lendenwirbeln.

Öffnung des unteren Rückens an der Tür

Auf dem Rücken läuft eine Hauptenergielinie unseres Meridiansystems: der Blasenmeridian.

Meridiane sind Leitbahnen im Körper, durch die die Lebensenergie fließt. Die Lebensenergie wird Qi genannt. Die Meridiane laufen hauptsächlich an der Längsachse des Körpers entlang.

Auf dem Blasenmeridian liegen Zuordnungspunkte zu allen inneren Organen. Auch wenn Sie neben Ihrer Migräne keine Rückenprobleme haben und diese Übung nicht eine Ihrer bevorzugten Übungen werden wird, sollten Sie diese Übung einmal in der Woche durchführen. Diese Rückenübung harmonisiert auf einfache Art und Weise Ihr Organsystem. Bitte beachten Sie: Dies ist keine Übung, die Sie jeden Tag machen sollten.

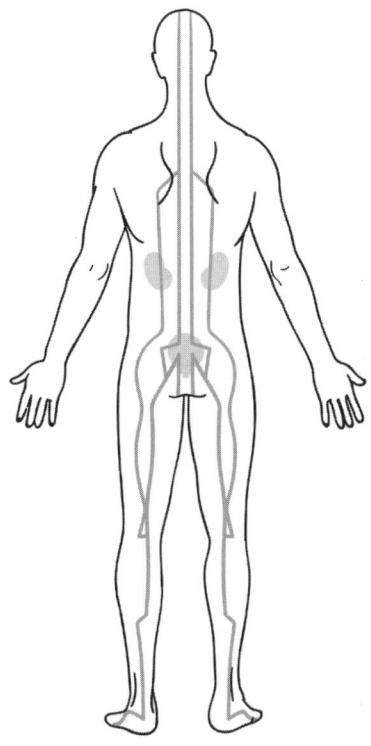

Selbst wenn Sie unter starken Rückenproblemen leiden, die Sie mit dieser Übung positiv beeinflussen können, sollte diese Übung nur höchstens alle zwei Tage durchgeführt werden, da sie äußerst effektiv ist und mit Bedacht dosiert werden muss.

Wichtig: Diese Übung ist für Sie nicht geeignet, wenn sie Ihnen von Ihrem Krankengymnasten oder Ihrem Arzt untersagt wurde, weil Sie eventuell Bandscheibenvorfälle oder sonstige Störungen im Knochen-, Bänder- und Muskelsystem haben.

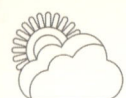
Durchführung

✳ Sie beginnen immer mit Ihren Grundübungen. Sie führen auf jeden Fall eine Übung zur Lockerung der Füße durch, klopfen den Körper vom Becken nach unten ab und bewegen das Becken drei- bis viermal nach vorn und hinten. Führen Sie Ihre Schüttelübung aus Lektion 1 (→ Seite 39ff.) etwa fünf Minuten vor der Rückenübung durch.

✳ Nachdem Sie den Körper vorbereitet haben, suchen Sie sich in Ihrem Haus eine Stelle an einem Türrahmen oder eine abgerundete Schrankkante, an der ein 90-Grad-Winkel aus Holz vorhanden ist. Es ist besser, einen Holzrahmen oder einen Holzschrank zum Üben zu nehmen als eine Kante aus Plastik oder Metall. In einigen Ländern – wie z.B. in China – finden Sie oft in Parks oder an Straßenecken Massagegeräte für den Rücken. Auch in Deutschland gibt es vereinzelt solche Geräte. Im Sommer ist es sehr schön, die Übung für den Rücken im Freien durchführen zu können.

✳ Stellen Sie sich bitte ohne Schuhe mit leicht angewinkelten Knien an die Kante des Türrahmens. Die Füße stehen parallel schulterbreit auseinander.

✳ Beginnen Sie mit der rechten Gesäßhälfte: Drücken Sie die rechte Gesäßbacke leicht gegen den Türrahmen und massieren diese so, dass ein Wohlschmerz entsteht. Man nennt es einen Wohlschmerz, wenn der Druck die Spannung löst und nach der Massage eine wohlige Erleichterung entsteht.

✳ Drücken Sie zunächst nur die Gesäßbacke gegen den Türrahmen. Sie können die Bewegung von oben nach unten oder von rechts nach links durchführen.

✳ Danach treten Sie ein Stück vor und schütteln die Beine und Arme aus wie in Lektion 1, Seite 42ff., beschrieben – mit der Vorstellung von herausfallenden Formen, Bällen oder sonstigen Gegenständen.

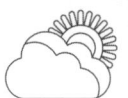

* Lehnen Sie sich anschließend wieder gegen den Türrahmen und drücken Sie eine andere Stelle der Gesäßbacke gegen die Kante. Das Drücken und Reiben gegen den Türrahmen ist wohltuend bei Schmerzen im unteren Rücken, im Nacken oder in den Schultern und bereitet die Entspannung für Ihren Kopfbereich vor.

* Drücken Sie anschließend die Gesäßbacke wieder gegen den Türrahmen und drücken, reiben oder tun Sie, was auch immer Ihnen angenehm ist. Gehen Sie spielerisch vor. Nach einigen Minuten treten Sie wieder nach vorn und schütteln Beine und Füße aus.

* Führen Sie die Massage der einzelnen Rückenpartien in Dreierschritten durch: Dreimal massieren Sie Ihre Gesäßbacke an der Tür auf der rechten und linken Seite, dreimal schütteln Sie Arme und Beine aus.

* Genießen Sie einige Schritte durch den Raum, und erspüren Sie dabei, wie unterschiedlich sich Ihre Füße auf dem Fußboden anfühlen. Diese Übung löst Spannungen in Ihren Füßen. Die Wirbelsäule wird durch unsere Übungen als tragende Säule fühlbar, und die sie umgebenden überflüssigen Spannungen lösen wir.

Öffnung des mittleren Rückens an der Tür

Wenn Sie den unteren Teil des Rückens massiert und geöffnet haben, können Sie an den mittleren Teil gehen. Überstürzen Sie nichts. Es ist besser, zuerst den unteren Teil leicht massieren und öffnen zu können. Sie sollten die Mitte immer erst nach der Öffnung des unteren Teils massieren.

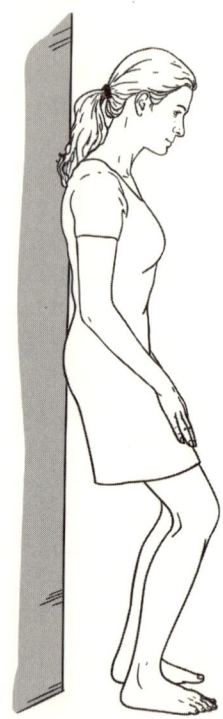

Durchführung

✳ Als Nächstes drücken Sie den Bereich der Taille gegen den Türrahmen. Wenn Sie ein Hohlkreuz haben, müssen Sie dort einen leichten Buckel machen.

✳ Drücken Sie dann den langen Rückenstrecker im Bereich der Taille gegen die Tür, und massieren Sie ihn. Achten Sie darauf, dass Sie nie direkt auf der Wirbelsäule massieren, sondern immer daneben.

✳ Massieren Sie wieder ein bis zwei Minuten auf der rechten Seite, treten Sie dann nach vorn und schütteln Beine und

Füße aus, wie Sie es in der vorherigen Beschreibung gelernt haben.

✳ Danach drücken Sie erneut den langen Rückenstrecker gegen den Türrahmen.

✳ Sie können direkt zwei bis drei Zentimeter neben der Wirbelsäule massieren, wenn Sie Ausdauer haben, können Sie eine weitere Linie auf der rechten Seite mit dem Türrahmen massieren, die drei bis fünf Zentimeter weiter außen liegt. Drücken Sie nicht stärker gegen den Türrahmen, als Ihnen angenehm ist.

✳ Dieses Prozedere wiederholen Sie dreimal und wechseln es jeweils ab mit dem Schütteln der Beine und Füße.

✳ Sie führen die Übung erst dreimal auf der rechten Seite durch, dann auch auf der linken Seite.

✳ Fühlen Sie jetzt bitte wie bei allen Übungen, ob sich etwas verändert hat und ob vielleicht Ihre Fußsohlen wesentlich flacher auf dem Boden stehen. Es macht nichts, wenn das nicht der Fall ist; Ihr Körper benötigt einfach mehr Zeit, um sich zu entspannen.

Im Rücken stauen sich besonders Wut, Ärger und Schmerz, die Sie auf diese Weise lösen können. Beim Lockern des Rückens ist eine gute Verbindung zur Erde wichtig.

Bitte beachten: Falls Sie neben Migräne unter Schwindel leiden, dürfen Sie die Übungen nicht dreimal auf der rechten Seite und anschließend auf der linken Seite durchführen. Bei Schwindel wechseln Sie jeweils direkt nach einer Übungseinheit die Seiten.

Öffnung des oberen Rückens an der Tür

Auch hier gilt: Sie öffnen sich von unten nach oben. Erst wenn der untere Teil des Rückens offen ist und Sie gut mit der Erde verbunden sind, machen Sie diesen Teil der Übung.

Durchführung

✴ Sie gehen nun weiter hoch an Ihrer Wirbelsäule und drücken die Stelle zwischen Wirbelsäule und rechtem Schulterblatt gegen den Türrahmen.

✴ Arbeiten Sie wie gewohnt: dreimal drücken mit Wohlschmerz, dreimal ausschütteln. Danach atmen Sie einmal mit einem Seufzer aus. Der Seufzer fällt mit einem langen »Aaahh« nach unten – oder mit einem Gibberisch-Laut.

✴ Schütteln Sie die Arme aus, damit die Spannung, die von den Schultern gelöst wird, auch aus Ihren Händen herausfallen kann. Ihre Finger sind wie offene Blüten, aus denen die Spannung wie Tropfen herausfällt.

✴ Nach der Massage für die rechte obere Rückenseite folgt die Massage für die linke. Bitte nehmen Sie sich wieder einige Schritte Zeit, gehen Sie durch den Raum, und fühlen Sie die Veränderung Ihres Körpers.

✴ Ein schöner Abschluss ist es, sich in Ruhe in den Sessel zu setzen oder sich hinzulegen und fünfzehn Minuten über die Füße und die verlängerten Zehen wie mit einem Flammenwerfer auszuatmen.

Step by Step

Falls Ihnen diese Übung zu Beginn sehr anstrengend erscheint, ist es sinnvoll, zuerst fünfmal ausschließlich die Übung für den unteren Rücken durchzuführen. Dann anschließend fünfmal die für den unteren und mittleren Rücken – und erst nach zwei Wochen nehmen Sie den oberen Rücken dazu.

Die Massage von Nacken und Hals beginnen Sie erst, wenn Sie durch die bisherigen Übungen für Migräne eine große Erleichterung und positive Veränderung der Migränesymptome erleben. Die Übung, den Nacken und den Hals an dem Türrahmen zu massieren, ist ausschließlich für Fortgeschrittene gedacht. Massieren Sie bitte nur die Muskeln, und üben Sie auf keinen Fall direkten Druck auf die Wirbel aus!

Wenn Sie unter starken Schmerzen leiden, gehen Sie zuerst nur bis zu den Schulterblättern und frühestens nach vier Wochen weiter hoch zum Nacken. Auch wenn Sie starke Nackenverspannungen haben, entspannen Sie immer zuerst die Beine, das Gesäß und den unteren Rücken. Wir öffnen den Körper stets zuerst nach unten, damit sich alle Spannung zur Erde hin lösen kann.

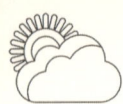

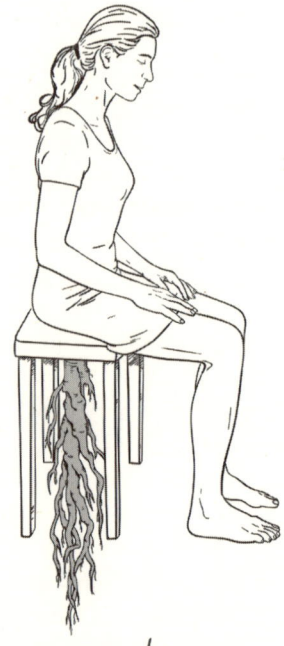

Sitzhöcker verwurzeln

Durch das Verwurzeln der Sitzhöcker stellen Sie sicher, dass sich die Kraft in Ihrem Becken mit der Kraft der Erde verbindet.

Durchführung

✳ Sie setzen sich auf Ihren Stuhl oder in einen Sessel und spüren in Ihr Becken hinein.

✳ Gehen Sie bitte innerlich zu Ihrem rechten Sitzhöcker, und legen Sie einmal die Hand unter die rechte Gesäßbacke, um den Knochen, Ihren Sitzhöcker, zu fühlen. Sie fühlen in den Sitzhöcker hinein und lassen aus ihm heraus eine lange orange Pfahlwurzel hinunter zur Erde wachsen.

* Jetzt gehen Sie zum linken Sitzhöcker, legen dort auch einmal die Hand unter die linke Gesäßbacke, spüren in den Sitzhöcker hinein und lassen die große lange Pfahlwurzel auch aus dem linken Sitzhöcker bis in die Erde hinunter wachsen. Die beiden Wurzeln können sehr lang und sehr breit sein, besonders wenn Sie ein Mensch mit viel Kraft sind. Dann bekommt die Pfahlwurzel ganz viele Auswüchse, rechts, links, vorn, hinten, dadurch wird Ihre ganze Haut durchlässig, und Sie werden befreit von Altem, das nicht mehr zu Ihnen gehört.

* Wenn Sie Ihre Sitzhöcker gefunden haben, brauchen Sie in Zukunft keine Hand mehr unter den Höcker zu legen.

* Nun legen Sie die Hände auf den Unterleib, atmen ein in Ihren Bauch und atmen durch die Sitzhöcker und Wurzeln nach unten bis in die Erde aus. Machen Sie das siebenmal. Diese alte taoistische Übung ist einfach. Sie können sie überall, wo Sie sitzen, durchführen. Auf Dauer können Sie die Übung mit offenen Augen machen, und während Ihr Gegenüber mit Ihnen spricht, können Sie die Wurzeln bilden und von dort aus zuhören. Das mag beim ersten Lesen seltsam klingen, aber wenn Sie eine Weile geübt haben, können Sie diese Anweisung umsetzen. Ihre Wahrnehmung wird sich verändern und erweitern.

* Wenn Sie Schwierigkeiten haben, sich die Wurzeln vorzustellen, gehen Sie hin und zeichnen Sie Ihren Sitzhöcker auf ein Blatt Papier oder Sie malen eine große Pfahlwurzel mit vielen kleinen Haarwurzeln daran. So verankert sich in Ihrem Gehirn die Bildstruktur.

* Bleiben Sie noch fünf bis fünfzehn Minuten sitzen. Sie atmen ein in Ihr unteres Becken und atmen an den Sitzhöckerwurzeln entlang nach unten aus. Der gesamte Körper energetisiert und erholt sich so.

Massage der Nase

Die Nasenrückenmassage wirkt auf die gesamte Wirbelsäule. Diese Massage hat oft eine Entspannung des gesamten Körpers zur Folge. Wenn dies bei Ihnen der Fall ist, schreiben Sie sich die Übung an einer Stelle auf, wo Sie sie immer wieder zur Kenntnis nehmen. Die Übung kann auch im Liegen ausgeführt werden.

Durchführung

* Führen Sie eine Hand langsam zur Nase. Beginnen Sie an der Nasenwurzel, und massieren Sie auf dem Kamm der Nase ganz liebevoll und zärtlich herunter bis zu Ihrer Nasenspitze. Wenn Sie an der Nasenwurzel beginnen, können Sie die ganze Nase mit Ihren Fingern abdecken.
* Massieren Sie den Nasenkamm immer mit dem Daumen und den verbleibenden vier Fingern So stellen Sie sicher, dass die vier Finger einen Nasenflügel mit massieren.
* Wechseln Sie nach drei bis fünf Minuten bitte die Hand.
* Bitte schütteln Sie nach mehreren Sekunden immer wieder die Hände, und lassen Sie, wie in Lektion 1 beim Klopfen des Gallenblasenmeridians beschrieben (→ Seite 53ff.), Würfel aus den Händen herausfallen.
* Am Ende der Übung bitte die Hände wieder ganz sanft ausschütteln.
* Falls Sie liegen, den Kopf ganz nach hinten in Ihr Kissen sinken lassen.

Nehmen Sie sich mehrere Minuten Zeit, die Auswirkung der Übung zu spüren, und wiederholen Sie diese Übung dreimal. Im Sitzen halten Sie inne und fühlen innerlich in Ihren Rücken zu Ihren Sitzhöckern. Bitte verwurzeln Sie

die Sitzhöcker, wie in der letzten Übung (auf Seite 88f.) beschrieben.

Nachdem Sie die Entspannung der Nase durchgeführt haben, verlängern Sie die Nase, wie bei Zwerg Nase, lassen jedoch die Nase nach unten sinken wie einen Schlips. Die Nase darf bis in den Fußboden hineinsinken. Gleichzeitig oder während der Übungszeit, auch danach, lassen Sie Ihr Steißbein wachsen, und aus Steißbein und Nase fallen tief ins Innere der Erde kleine Bälle. Sie können sich bei der Verlängerung der Nase durch sanftes Ziehen mit der Hand an der Nase helfen. Dieses Ziehen und Streichen über die Nase kann, wenn Ihnen das angenehm ist, in einer Stresssituation ein einfaches Ritual sein, Kopfhaut und Rücken zu entspannen. Halten Sie beim Ziehen an der Nase den Kopf leicht gesenkt.

Das Nicken von König und Königin

Diese Übung ist für all diejenigen, die auch nach wochenlangem Üben keinen deutlichen Unterschied fühlen. Obwohl Sie beruflich und privat so viel leisten und so ein exzellenter, sozialer Mitbürger sind, haben Sie vielleicht dennoch wenig Selbstbewusstsein. Sie glauben, Sie müssten immer noch mehr tun, obwohl eigentlich schon alles ziemlich perfekt ist. Dann sind Sie in guter Gesellschaft: Bei vielen Menschen ist oft wenig Selbstwahrnehmung vorhanden, wie gut oder wie genial oder wie hilfreich sie sind.

Da ist das huldvolle Nicken als König oder Königin eine wirklich wertvolle Übung. Sie nimmt extrem viel Spannung aus dem Nacken, und wenn Sie die Übung noch mit »Der doofe Blick«, eine Übung, die Sie in Lektion 5 kennenlernen werden (→ Seite 116ff.), kombinieren, wird meistens der Kör-

per innerhalb weniger Sekunden wärmer. Versuchen Sie es einfach! Die Wärme ist ein Zeichen dafür, dass sich Ihr Körper entspannt.

Durchführung

✳ Sie sind jetzt König Peter 1. oder Königin Sabine 1. Sie schreiben Ihren Namen in ein »Goldenes Buch« und nicken ganz huldvoll nach rechts und links Ihren Untertanen zu. Tun Sie dies ein paar Minuten lang.

✳ Falls der Kopf schmerzt, also Kopfspannung fühlbar wird, ist es gut, den Kopf leicht mit den Händen zu massieren und die Hände anschließend auszuschütteln. Dann wieder einige Minuten lang Nicken und anschließend mit oder ohne Handschale am Körper entlang ausatmen.

✳ Wenn Sie das Ausatmen mit oder ohne Handschale vier- bis fünfmal durchgeführt haben, legen Sie die rechte Hand auf Ihren Unterleib, die linke Hand an Ihre Schädelbasis, also an den Hinterkopf zwischen den Ohren. Spüren Sie dann den Raum zwischen Ihren Händen. So verbinden Sie Ihr Denken mit dem tiefen Fühlen. Nach einer Weile des Übens können Sie die Verbindung auch ohne die Berührung mit den Händen fühlen.

Ich habe diese Übung wochenlang durchgeführt, wenn ich irgendwo saß und wartete. Es gibt viele Momente im Leben, an denen Sie auf jemanden warten, die Kinder, den Ehepartner, den Chef, die Bahn. Wann immer ich mich unbeobachtet fühlte, habe ich die Übung eingeschoben, bis ich merkte, dass mein Körper wesentlich wärmer wurde, lebendiger. Sie fühlen ein Kribbeln oder Fließen in Händen und Füßen. Sehr schön ist es, diese Übung mit den verlängerten Zehen und den verlängerten Fingern (→ Seite 110ff.) zu kombinieren.

Durch diese Übung beginnen Sie, sich selbst zu spüren. Es entsteht vielleicht das Empfinden, dass etwas »zu viel« sein könnte. Und aus dieser inneren Verbindung mit sich selbst haben Sie auch die Möglichkeit, mit Situationen, die bisher als zu belastend wahrgenommen wurden und zu automatischen Reaktionen geführt haben, neu umzugehen. Es werden z.B. klärende Gespräche möglich, wo Sie neue Worte finden und bei sich bleiben können. Lassen Sie sich überraschen!

Kombination der erlernten Übungen

Sie führen immer zuerst Erdungsübungen, wie auf Seite 32, 38ff. und 66ff. dargestellt, durch. Falls Sie sich dafür entscheiden, die drei folgenden Übungen im Alltag zwischendurch durchzuführen, stellen Sie sicher, dass Ihre Füße geöffnet sind, Ihre Leisten und Ihr Becken fühlbar ist. Mit ein wenig Übungserfahrung ist diese Vorstellung innerhalb weniger Sekunden machbar. Anschließend können Sie alle Massage- und Achtsamkeitsübungen, die sich mit Becken, Brustkorb, Schulter- oder Kopfbereich befassen, durchführen.

 Alltagsritual: Beim Sitzen immer daran denken, die Sitzhöcker zu verwurzeln.

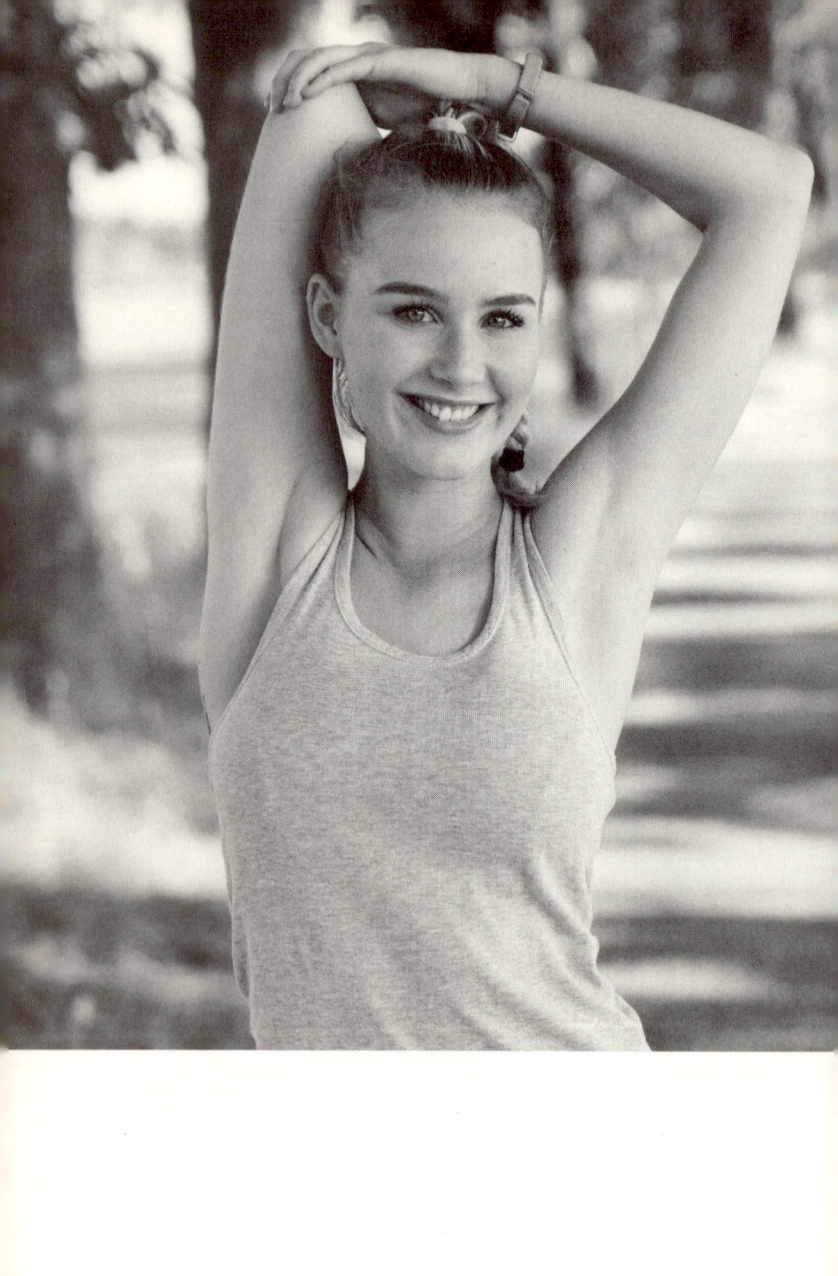

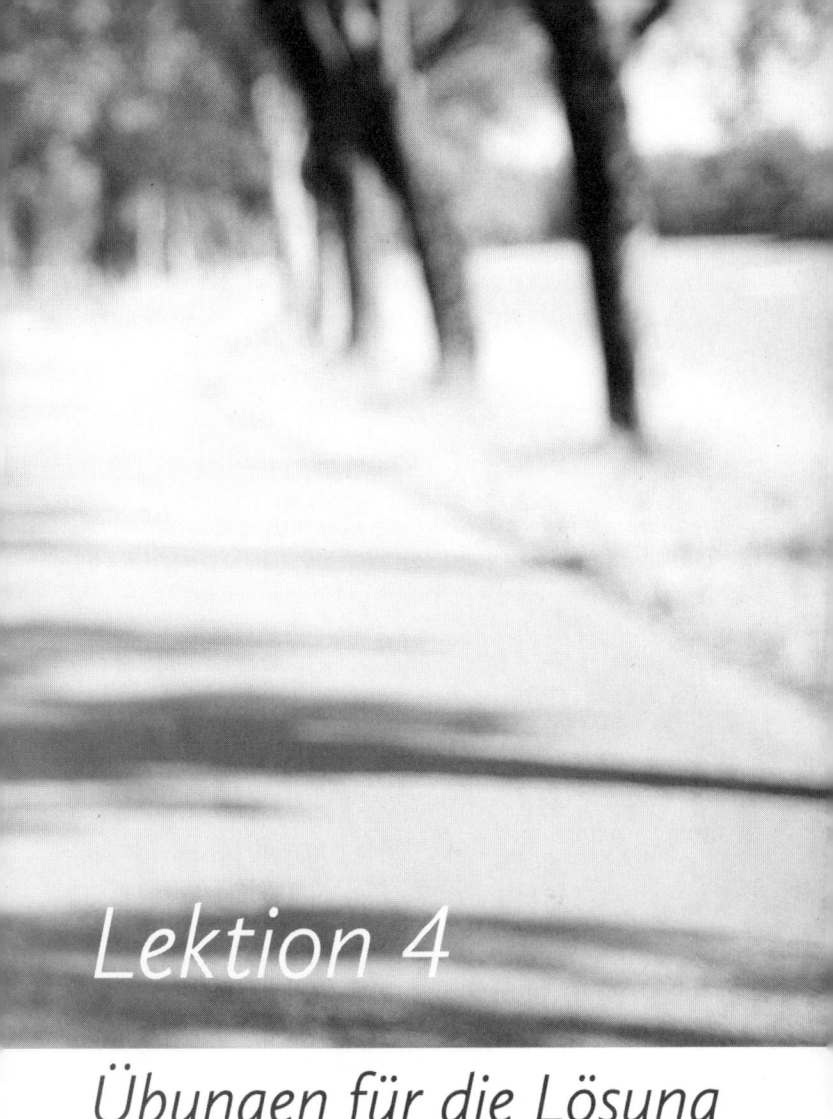

Lektion 4

Übungen für die Lösung
des Schultergürtels
und des Brustkorbs

Ein freier Oberkörper, verbunden mit Armen und Händen

Wenn der Oberkörper zu einem offenen Raum wird und die Schultern und Schulterblätter frei sind, fällt die Verbindung zu den offenen und energetisierten Händen leicht.

Ich empfehle Ihnen als Erdungsübung vor dem nächsten Kapitel eine ausführliche Fußmassage und anschließend das Verwurzeln der Füße. Danach beginnen Sie mit den Übungen für den Schultergürtel. Mit den folgenden Übungen wird der Bereich von Schultern, Armen und Rumpf offener, und Sie erlangen eine neue Verbindung zwischen Ihrem Rumpf und Ihren Extremitäten.

Verwurzeln der Füße

Diese Übung können Sie sowohl im Stehen, im Sitzen oder auch unterwegs durchführen – bei jedem Besuch, in jeder Besprechung, in jeder wachen Phase, ähnlich der Übung in Lektion 1, bei der Sie Ihre Zehen in Ihrer Vorstellung verlängert haben (→ Seite 49ff.). Falls es für Sie schwierig ist, sich Bilder vorzustellen, malen Sie ein Bild mit den Wurzeln, die aus Ihren Füßen in die Erde wachsen, oder legen Sie Fotos von Wurzeln vor sich und schauen beim Üben darauf. Ihre Vorstellungskraft nimmt zu.

Bei dieser schönen Übung für den nicht entspannten Fuß geht es darum, die Fußsohle zu spüren. Es kann sein, dass Ihre Füße schon nach wenigen Minuten so entspannt sind wie noch nie.

Durchführung

❋ Falls Sie nicht auf Ihr gemaltes Bild schauen, schließen Sie bitte die Augen, wenn Sie zu Hause sind, und stellen Sie sich vor, dass an Ihrem rechten Fuß Pfahlwurzeln wachsen. Eine Pfahlwurzel wächst an der Ferse nach unten. Erst sind die Wurzeln zehn bis fünfzehn Zentimeter lang, dann werden sie länger und länger, und auf Dauer sind Ihre Wurzeln vierzig Zentimeter oder noch länger, damit sich die Spannung aus Ihrem Körper löst.

Lange Wurzeln

Die Wurzeln können durch die Weltkugel bis nach Australien reichen. Einem »vernünftigen« Erwachsenen mag das unvorstellbar erscheinen. Meine zweite Tochter verlängerte die Wurzeln immer bis zu den Pinguinen in der Antarktis und löste auf diese Weise ihre Spannung des Alltags und schlief problemlos ein. Das Qi folgt unserem Denken.

❋ Jetzt wachsen Ihnen kleine Pfahlwurzeln überall in der Mitte des Fußes. Wieder werden sie auf Dauer vierzig Zentimeter oder länger.

❋ Danach gehen Sie weiter in Ihrer Vorstellung und lassen die Wurzeln auch am Vorderfuß unter den Zehen wachsen. Viele kleine Wurzeln – spüren Sie in den Fuß hinein. Fühlen Sie in Ihre Füße.

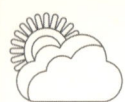

* Beginnen Sie bitte jetzt mit den Fußwurzeln des linken Fußes. Am Anfang wachsen sie immer von der Ferse bis zu den kleinen Zehen hin. Sie lassen die Wurzeln länger und länger werden.
* Wenn diese Übung allmählich für Sie vertraut ist, fangen Sie an zu experimentieren. Sie spüren selbst, ob Ihre wichtigsten Wurzeln in der Ferse, in der Mitte des Fußes oder vorn an den Zehen wachsen sollen.

Freie Farbwahl

Fühlen Sie sich unsicher mit dieser Übung, weil immer und überall die Wurzeln entstehen? Ja, so ist es: Im Bett, auf der Arbeit, im Aufzug, zu Hause, immer und überall haben Ihre Füße Wurzeln. Wenn Ihnen die Übung in Fleisch und Blut übergegangen ist, beginnen Sie, den Wurzeln Farben zu geben. Im Winter, wenn es kalt ist, sind es orange Wurzeln. Diese kleinen Pfahlwurzeln sind so etwas wie frische junge Möhren, die nach unten wachsen. Wenn Sie Ruhe brauchen und nervös sind, werden es rosa Wurzeln. Und im Sommer, wenn es warm ist, wachsen blaue Wurzeln, helle lichtblaue Wurzeln.

Sie beginnen, die Farben zu sehen. Wählen Sie die Farben selbst, aber bitte nicht Braun oder Schwarz, denn diese belasten und heilen nicht.

Sie können die Übung auch im Gehen durchführen, dafür braucht es aber ein bisschen Transformation im Denken. Wir denken ja, Wurzeln haben nur Blumen und Bäume, die fest an einem Ort verwurzelt sind. Wir Menschen sind anders. Wir können überall dort Wurzeln haben, wo wir uns bewe-

gen. Diese Wurzeln geben uns Heimat und Sicherheit, egal, wo wir uns befinden.

Während dieser Übung kann es passieren, dass Sie ausgiebig gähnen müssen oder Ihnen viel Spucke im Mund zusammenläuft und Sie immer wieder schlucken müssen. Es kann auch vorkommen, dass die Augen oder die Nase zu tränen beginnen. Das sind alles durchaus wünschenswerte Effekte, weil die Schleimhäute stärker bewässert werden und mehr Schadstoffe aus dem Körper ausschwemmen. Es kann auch passieren, dass Wasser und Sekret aus der Nase fließen und somit eine Regeneration der Nasenschleimhaut und der Nebenhöhlen beginnt.

Die Wurzelübung heilt, auch wenn es sich ungewöhnlich für Sie anhören mag. Die Wurzeln entlasten Sie und Ihren ganzen Körper. Die Wurzeln geben ihm Kraft und sorgen für Entspannung. Sie selbst verbinden sich durch die Wurzeln mit der Erde und ihrer Kraft.

Dies ist eine Übung, die Sie mit Leichtigkeit in Ihren Alltag einbauen können, während Sie irgendwo stehen oder unterwegs sind. Sie können sie aber auch sehr konzentriert für mehrere Minuten oder eine halbe Stunde durchführen, wenn Sie die Zeit dafür finden. Beenden Sie die Übung dann mit einem sanften Schütteln von Beinen und Füßen, bevor Sie wieder in Ihren Alltag schreiten.

Schultern bewegen und lockern

Eine gute Verbindung zur Erde ist auch für die folgende Übung, in der Sie Ihre Schultern bewegen und massieren, unerlässlich.

Durchführung

✳ Sobald Sie Ihre Füße verwurzelt haben, beginnen Sie damit, die Schultern hoch, nach hinten, nach unten und nach vorn zu ziehen. Es kann sehr unangenehm sein und schmerzen. Wenn Beschwerden auftauchen, schütteln Sie eine Zeit lang Ihre Arme aus.

✳ Eine wichtige Übung, damit die Spannung von Ihren Schultern und Ihren Armen sich lösen kann, ist die Vorstellungsübung, dass die Finger länger werden und wachsen, wie auf Seite 110ff. beschrieben.

✳ Nachdem Sie die Arme und Hände ausgeschüttelt haben, beginnen Sie wieder, die Schultern hochzuziehen. Lassen Sie sie dann Zentimeter für Zentimeter nach unten sinken. Bei auftretenden Beschwerden verbinden Sie diese Übung immer wieder mit dem Ausschütteln der Arme und Hände und der Vorstellung, dass die Finger wachsen.

✳ Fühlen Sie die Bewegung, auch wenn es schmerzt.

✳ Jetzt ziehen Sie in kleinen Bewegungen die Schultern Zentimeter für Zentimeter ganz nach hinten und danach ganz nach vorn, bis der Brustkorb fast bedeckt ist von Ihren Armen.

Wenn die Übung unangenehm ist oder schmerzt, können Sie sicher sein, dass es die richtige Übung für Sie ist, und dass Sie die Übung brauchen.

✳ Am Anfang führen Sie die Übung fünf Minuten lang durch, auf Dauer können Sie die Übung verlängern. Finden Sie Ihre Übungszeit heraus. Sie ist dann die richtige, wenn sie auf Dauer Spannungen löst.

✳ Am Ende der Übung schütteln Sie immer Ihre Arme und Hände aus. Führen Sie die Schüttelbewegung auf Dauer so

stark aus, dass sich sowohl die Schultern wie die Schulterblätter mitbewegen.

* Bitte lassen Sie die Finger in der Vorstellung lang wachsen.
Es fallen dreidimensionale Körper aus Ihren Fingern he-
raus. Dreidimensionale Körper sind z.B. Bälle, Tetraeder,
Gummibärchen usw.

* Nehmen Sie sich die Zeit, in die Schultern hineinzufühlen,
während Sie drei- bis viermal ein- und ausatmen. Verlängern Sie Ihren Atem beim Ausatmen, und achten Sie weniger auf Ihr Einatmen.

* Legen Sie anschließend bitte die Handflächen auf Ihren
Brustkorb – ungefähr in Höhe des Schlüsselbeins – und
malen Sie mit den Ellenbogen Kreise in die Luft. Zuerst
malen Sie die Kreise nach hinten, dann malen Sie die Kreise nach vorn. Nehmen Sie sich auch für diese Übung etwa
fünf Minuten Zeit.

* Auch hier hinterher Arme und Hände ausschütteln und die
Finger wachsen lassen.

Diese Übung ist äußerst hilfreich bei einer Bewegungsein-
schränkung des Kopfes. Wenn Sie diese Übung regelmäßig
durchführen, können Sie Ihren Kopf nach einigen Tagen oder
Wochen wieder komplett zur rechten und zur linken Seite
drehen.

Hinweis: Es ist immer wichtig, eine Übung auszulassen, wenn
der Arzt oder Krankengymnast Ihnen diese Bewegung aus ge-
sundheitlichen Gründen untersagt hat! Bitte sprechen Sie in
so einem Fall die jeweilige Übung ab. Das Programm ist auch
wirksam, wenn Sie nicht alle Übungen ausführen können
oder wollen. Es ist, wie schon erwähnt, nicht entscheidend,
alles richtig zu machen und es auf jeden Fall »zu schaffen«.

Dampf ablassen

Wenn Sie in den letzten Tagen sehr viel ärgerliche Situationen, Sorgen und Unruhe erlebt haben, und Sie sich oft mit Wutgedanken, Ohnmachtsgefühlen oder gar Verachtung beschäftigt haben, nehmen Sie im Anschluss an die Übung ein Frotteehandtuch in die Hand und wringen es sehr kräftig aus. Sie können sich auch ein Sofakissen nehmen und abwechselnd mit der rechten und der linken Hand darauf einschlagen.

Bewegung der Arme – Freude an Bewegung und Tanz

Mit lockeren Schultern, die Sie durch die vorangegangene Übung erreicht haben, ist diese Übung hier angenehmer und leichter.

Durchführung

* Sie stellen sich hin, wenn es Ihnen möglich ist, oder Sie setzen sich hin, falls die Übung im Stehen zu anstrengend ist. Jetzt tanzen Sie mit den Händen und Armen. Sie können dazu auch Musik hören, bei der Sie sich gern bewegen.
* Beginnen Sie, die Arme auf Schulterhöhe hochzunehmen, und bewegen Sie sie wie ein Schwan seine Flügel nach oben und unten. Jetzt ist es wichtig, länger zu »fliegen«, als es Ihnen angenehm ist.
* Dann lassen Sie die »lahmen Flügel« runter, bewegen zuerst das Becken, dann die Zehen und fühlen in Ihre Füße

und Beine hinein. Machen Sie dies zum Abschluss für zwei bis drei Minuten.

Mit dieser Übung lockern Sie weiter Ihre Schultern und stärken die Arme.

Die fließenden Schulterblätter

Nach der physischen Übung zur Lockerung der Schultern bringen Sie nun die Schulterblätter in Ihrer Vorstellung in Bewegung.

Durchführung

✳ Machen Sie diese Übung im Sitzen, und verwurzeln Sie bitte die Sitzhöcker und das Steißbein. Durch die Steißbeinverwurzelung und die Sitzhöckerwurzeln entsteht ein gleichschenkliges Dreieck zwischen den beiden Sitzhöckern und dem Steißbein.

✳ Dieses Dreieck und die Sitzhöckerwurzeln erzeugen im Körper etwas wie einen dreibeinigen Hocker. Schon die Übung, auf diesem dreibeinigen Hocker zu sitzen, entspannt, energetisiert und erhöht das Selbstvertrauen.

✳ So verwurzelt und ruhig atmend stellen Sie sich vor, dass die Schulterblätter wie zähflüssiger Teig werden. Der zähflüssige Teig beginnt zu fließen. Visualisieren Sie das Herunterfließen der Schulterblätter auf beiden Seiten gleichzeitig.

✳ Die Schulterblätter fließen zur Taille und weiter bis zu den Gesäßbacken. Die Gesäßbacken nehmen Sie mit in die Fließbewegung, und die Schulterblätter und Gesäßbacken fließen an der Hinterseite der Oberschenkel durch die Hin-

terseite der Knie, durch die Waden zu den Fersen und vierzig Zentimeter aus den Wurzeln unter den Füßen heraus.

* Wenn die Beine nicht breit genug für diese zähfließende Teigmasse sind, stellen Sie sich vor, dass Ihre Beine breiter werden, sodass alles leicht an der Hinterseite des Körpers entlangfließen kann.

* Beenden Sie die Übung wie gewohnt durch das Atmen an den Beinen vorbei zur Erde und durch die Wurzeln in die Erde hinein, und genießen Sie das schöne Gefühl, das entsteht, wenn Sie diese Einspürübungen zehn bis fünfzehn Minuten lang durchführen.

Diese Übung schafft Raum in der Rückseite unseres Körpers. Im übertragenen Sinn trainieren wir mit dieser Übung, das loszulassen, was hinter uns liegt. So bekommt das, was vor uns liegt, Platz und Raum. Bei manchen Menschen wird durch diese Übung der Körper auf Dauer auch wärmer.

Den Brustkorb klopfen

Wenn Sie noch Zeit haben, schließen Sie diese Übung an. Wenn Sie sie einzeln machen, sollten Sie vorher die Wurzeln aus den Sitzhöckern und dem Steißbein gebildet haben.

Durchführung

* Beginnen Sie, Ihren Brustkorb zu klopfen – ganz leicht, mit den Fingern der rechten Hand. Der Brustkorb hat sehr viel mit dem Ich zu tun: Ich bin, ich will, ich will nicht, das ist meins.

* Klopfen Sie den Brustkorb hinunter, mindestens bis zur Taille.

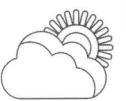

* Falls Sie wollen, können Sie aber auch den ganzen Körper bis zum Schambein hinunter abklopfen.
* Wenn eine Stelle empfindlich ist, legen Sie die ganze Handfläche dorthin und reiben und streicheln sich dort ganz leicht, mit der inneren Haltung: »Ich löse sanft die Spannung auf, es wird besser und besser.«
* Nach dem Klopfen streichen Sie bitte über die Brust und spüren dabei, wie Sie Ihren Körper berühren. Die Brust wird auf Dauer weicher, und Sie können weiter bis zum Ende der Rippen und bis zum Schambein streichen. Beziehen Sie auch – sofern Sie ihn erreichen können – Ihren Rücken mit ein.
* Jetzt bitte die Hände ausschütteln. Schütteln Sie Würfel und geometrische Formen aus, so, wie Sie es gelernt haben. Eine Übungszeit von mehreren Minuten wirkt Wunder.

Es wirkt, versprochen!

Jetzt lösen sich schon erste Spannungen im Kopf. Ich beschreibe immer wieder, welche Wahrnehmungen Sie durch die Übungen haben können. Die Übungen wirken immer, auch wenn Sie meine beschriebenen Wahrnehmungen nicht nachvollziehen können. Machen Sie sich keine Sorgen über die Wirkung, da die Körperwahrnehmung manchmal viel Training braucht, um wieder aktiviert zu werden. Die Aktivierung der Körperwahrnehmung kann mehrere Wochen oder Monate dauern. Führen Sie dann bitte verstärkt die Übung des huldvollen Nickens von König und Königin für automatischen Schutz für empfundene Überbelastung (→ Seite 91ff.) durch. Je nachdem fühlen Sie die Überbelastung nicht, die ich hier anspreche. Das ist ganz normal.

Spannung aus dem Magenmeridian lösen und Kraft für Ihr tägliches Leben schöpfen

Die Energielinie für Ihren Magen läuft über den Brustkorb. Sie verläuft wie ein Hosenträger von der Schulter über die Mitte Ihrer Brustwarzen und dann weiter zur Mitte der Oberschenkel bis unter die Mitte des Knies. Diese Linie kann sehr empfindlich sein und verläuft auf beiden Seiten des Oberkörpers gleich.

Durchführung

✳ Fangen Sie oben an der Schulter an, diese Linie zu klopfen oder leicht zu massieren. Spannungen an den Schlüsselbeinen massieren Sie zu den Schultern und Oberarmen hin. Sie fließen über Arme und Hände von Ihnen.

✳ Gehen Sie auf die Brustwarze zu, weiter den Bauch entlang bis zu der Leiste, dann bis zur Mitte Ihres Oberschenkels und unter das Knie. Stellen Sie sich bitte unter der Kniescheibe ein rundes Fenster, wie ein Bullauge, vor, und atmen Sie aus diesem Bullauge heraus aus. Gern können Sie zum Ausatmen die Ihnen bekannte Atmung mit der Handschale (→ Seite 47f.) verwenden.

✳ Die Hände anschließend wieder ausschütteln.

✳ Massieren Sie sich auf dieser Linie drei- bis siebenmal. Wenn es Ihnen angenehm ist, können Sie es auch öfter durchführen. Dadurch fällt alles Schwere ab, und die Last verschwindet vom Rücken.

✳ Die Hände wieder ausschütteln. Jetzt sind die Beine schon so geöffnet, dass Sie die Vorstellungsübung mit den verlängerten Zehen von Seite 49ff. mit hinzunehmen können.

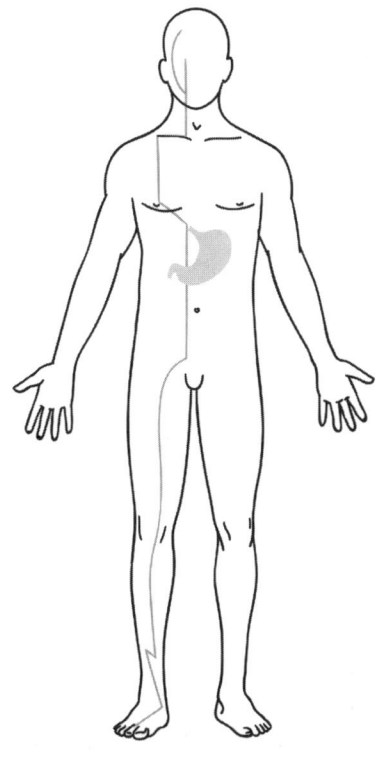

✳ Bitte jetzt alle Zehen verlängern. Tagsüber von rechts nach links und abends oder nachts von links nach rechts, damit Sie besser schlafen können.

✳ Spüren Sie bitte, ob Ihr Körper sich jetzt schön warm und angenehm anfühlt, und bleiben Sie noch einige Minuten verwurzelt sitzen.

Diese Übung aktiviert die Meridiane Ihres Körpers, sie reinigt und gibt Ihnen Kraft für Ihr tägliches Leben.

Stress lösen durch Handmassage

Sie kennen sicher den Ausdruck: »Eine Faust in der Tasche machen.« Sie drücken Ihre Wut nicht aus, sondern ballen heimlich die Hände zu Fäusten. Auch durch das Zusammenziehen der Nacken-, Schulter-, Arm- und Handmuskulatur kontrollieren die Menschen ihre Emotionen.

Haben Sie manchmal Spannungen in den Händen? Wie fühlen Sie sich an? Ein Zeichen können kalte Hände sein. Es kann ein Gefühl von Druck oder Gefühllosigkeit in den Händen sein. Manchmal fühlt sich auch eine Hand hölzern und starr an, wenn Sie die Hand einem anderen geben. Manche Hände nehmen keinerlei Kontakt mit der anderen Hand auf. Sie sind hohl und knochig und berühren ihre Umwelt nur mit den Rändern.

Mit den folgenden Übungen entspannen und entkrampfen Sie Ihre Hände, harmonisieren sich energetisch und entlasten so Ihr gesamtes System.

Durchführung

* Sie setzen sich auf einen bequemen Stuhl und legen die Hände an Ihre Wangenknochen.
* Spüren Sie im Gesicht, wie Ihre Hände sich anfühlen. Nehmen Sie wahr, ob die Hände warm sind, ob sie kühl sind, ob sie feucht oder trocken sind, ob sich die Hände rau oder samtweich anfühlen.
* Danach massieren Sie leicht mit Ihrer rechten Hand über die linke Hand, sehr sanft, sehr liebevoll. Wenn Sie spüren, dass die Hand und der Arm kalt sind, nehmen Sie wahr, wo die Kälte beginnt. Das kann am Ellenbogen sein, das kann in der Mitte des Unterarms oder am Übergang zum Hand-

Unterstützende Maßnahmen

Falls Ihre Hände oder Teile der Hände nicht kühl, aber sehr rissig und rau sind, kaufen Sie sich eine schöne, reichhaltige Handcreme und massieren diese sanft und liebevoll in Ihre Hände ein.

Wenn Sie sehr unruhig sind, ist es auch möglich, einfach die Hände erst einmal zappeln zu lassen, mit den Fingern zu tanzen oder einige Minuten ein fiktives Klavier zu spielen. Schütteln Sie die Hände und Arme kräftig aus, um so die Unruhe herauszulassen.

gelenk sein. Es können einzelne Finger sein. Massieren Sie liebevoll den Übergang zwischen Kälte und Wärme.

* Gehen Sie weiter, wenn sich die Wärme weiter ausbreitet, und folgen Sie ihr mit der Massage. Massieren Sie mit der rechten Hand ein bis zwei Minuten.

* Anschließend schütteln Sie sanft beide Hände aus und lassen dabei in Ihrer Vorstellung einige Würfel, Bälle, Dreiecke oder andere Formen aus den Fingern herausfallen.

* Legen Sie nach der Massage der ersten Hand Ihre Hände wieder in Ihr Gesicht und nehmen Sie, wenn möglich, den Unterschied zwischen den beiden Händen wahr.

* Jetzt massieren Sie leicht mit der linken Hand Ihre rechte. Spüren Sie wieder, wenn die Hände kalt sind, wo die Kälte beginnt. Massieren Sie auch hier zuerst die Stellen, wo die Kälte der Wärme begegnet.

* Nehmen Sie sich für jede Hand mindestens fünf Minuten Zeit. Sie können jedoch auch jede Hand dreißig Minuten oder mehr massieren. Wenn die Hände sehr angespannt sind, seien Sie sehr zart bei der Massage.

✳ Zum Schluss schütteln Sie liebevoll beide Hände aus, lassen wieder Formen herausfallen und legen die Hände zurück in Ihr Gesicht. Durch den Kontakt Ihrer Hände mit dem Gesicht können Sie die Entspannung Ihrer Hände besser wahrnehmen und diagnostizieren.

✳ Wenn Sie in den letzten Tagen sehr viel ärgerliche Situationen erlebt haben, beenden Sie die Übung mit dem Schlagen in ein Sofakissen, wie Sie es bereits kennen.

Die Finger verlängern

Jetzt kommt die innere taoistische Übung für die Arme und Hände, die Sie im Sitzen oder Liegen machen können, wenn Sie zuvor Arme und Hände massiert haben.

Durchführung

✳ Wenn Sie sitzen, verwurzeln Sie bitte zu Beginn die Sitzhöcker, wie in Lektion 3 (→ Seite 88f.) beschrieben.

✳ Sie schließen die Augen, spüren in Ihren Hinterkopf hinein und die Wirbelsäule entlang bis zum Becken, atmen ins Becken ein und bleiben mit der Aufmerksamkeit ganz dort.

✳ Lassen Sie beim Ausatmen den Atem an der rechten Hand entlang und danach am kleinen Finger entlang nach außen fließen. Es ist, als würde der Atem beim Ausatmen den kleinen Finger um vierzig Zentimeter verlängern.

✳ Dann sind Sie mit dem Einatmen wieder ganz in Ihrem Becken. Gehen Sie dafür noch einmal die Wirbelsäule entlang nach unten in Ihr Becken bis zum Steißbein. Kümmern Sie sich nicht darum, wie der Atem beim Einatmen hochfließt, sondern atmen Sie einfach in Ihr Becken ein,

und lassen Sie den Atem beim Ausatmen an Arm, Ellenbogen und Hand entlang nun über den Ringfinger hinausfließen. Wie ein Bach, ein Rinnsal, fließt er einfach weiter, bis er vierzig Zentimeter hinter der Ringfingerspitze endet.

✳ Dann gehen Sie wieder achtsam die Wirbelsäule entlang in Ihr Becken, atmen dort unten ein und lassen wieder den Atem am Arm, an der Hand entlang bis zum Mittelfinger hinaus ausfließen, bis Sie zuletzt auch hier bei vierzig Zentimeter angekommen sind.

Einschlafritual

Das ist übrigens auch eine schöne Einschlafübung: An der Wirbelsäule entlang nach unten gehen, in das Becken einatmen und alle Finger mit dem Ausatmen verlängern. Wenn Sie die Übung als Einschlafübung machen, beginnen Sie mit der linken Hand, weil die Kraft des Mondes von links nach rechts durch den Körper fließt.

✳ Jetzt gehen Sie wieder die Wirbelsäule hinunter. Manchmal fühlen Sie die Wirbelsäule nicht, aber das macht nichts. Sie wissen ja, wo sie verläuft. Bis in das Becken und dann am Oberarm entlang zum Ellenbogen und zur Hand fließt der Atem beim Ausatmen in den Zeigefinger hinein und vierzig Zentimeter nach außen.

✳ Danach gehen Sie wieder die Wirbelsäule entlang bis in das Becken. Wenn Sie merken, dass Sie Teile Ihrer Wirbelsäule nicht spüren, dann gehen Sie mit Ihrer Vorstellung um den betreffenden Bereich herum – einmal rechtsherum und einmal linksherum, als würden Sie um ihn herumwandern.

✳ Dann weiter hinunter einatmen in das große, weite Becken und an der Schulter entlang ausatmen zum Ellenbogen bis zur Hand. Aus dem dicken Daumen fließt der Atem heraus, als wäre er ein lauwarmer Bach, bis er vierzig Zentimeter weiter endet.

✳ Nun führen Sie bitte die Übung mit dem inneren Atem entlang der Arme und Hände auch noch mit der zweiten Hand durch.

✳ Wenn alle Finger um vierzig Zentimeter verlängert sind, können Sie die Hände nehmen und auf eine Körperstelle legen, die vielleicht schmerzt oder immer kalt ist. Oder mit den Händen den Nacken massieren, da jetzt die Hände eine wunderbar heilende Kraft haben. Ein Teil der Meridiane beginnt oder endet in den Fingern, durch diese Übung werden die zugehörigen Organe geordnet und bekommen dadurch auch mehr Kraft.

Die so aktivierten Hände fühlen viel mehr. Vielleicht erfahren Sie Ihre Hände auf Dauer ganz anders durch diese Übung.

Ich wünsche Ihnen viel Freude damit. Es ist auch sehr schön, mit diesen aktivierten Händen im Anschluss einen anderen Menschen zu massieren und die gesteigerte Sensibilität unserer Hände zu verschenken.

Alltagsritual: Sie haben jetzt die Übungen für Schultergürtel, Schulterblätter und Arme erarbeitet. Es ist sehr schön, jetzt diese Übungen mit den verlängerten Zehen und dem Flammenwerfer zu kombinieren. Wählen Sie eine Übung aus, die Sie überall durchführen können.

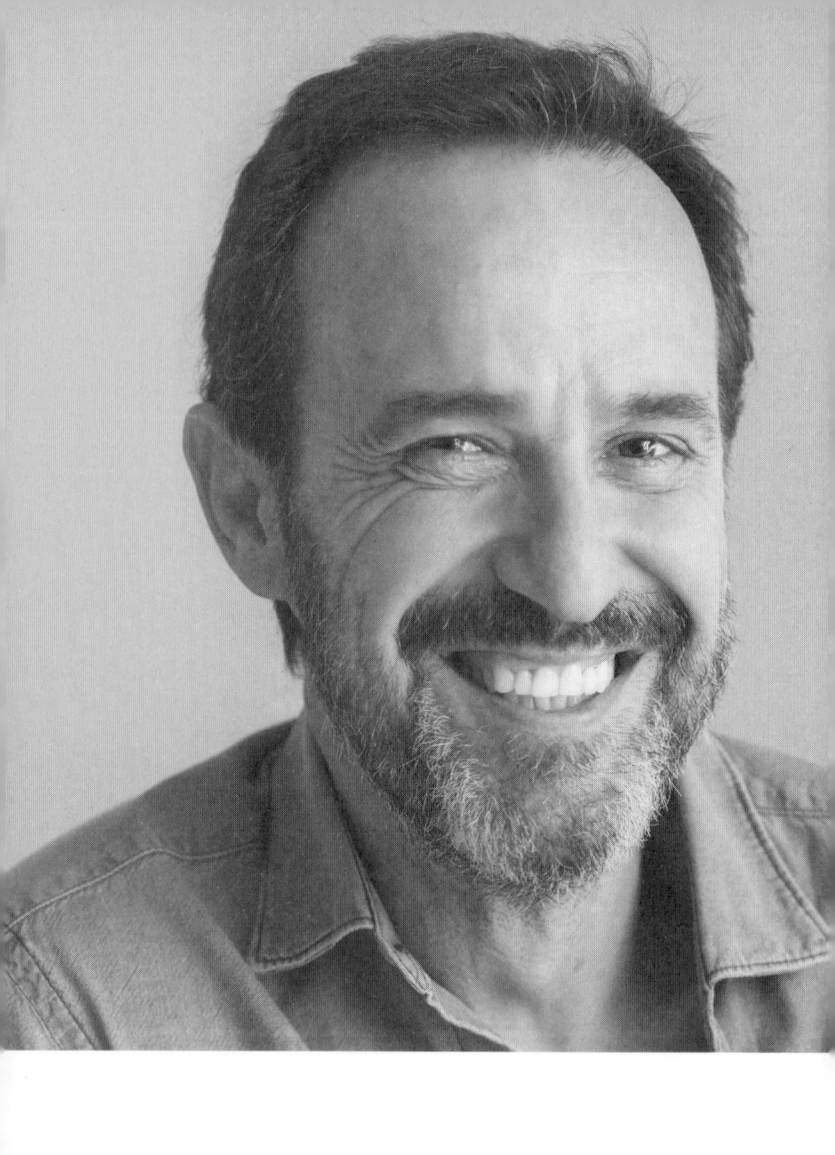

Lektion 5

Übungen für den Kopf

Andauernde Anspannung spüren und lockern

In dieser Lektion lernen Sie, unbewusste Anspannung wahrzunehmen. Sie beginnen, sie zu lockern, und erarbeiten Übungen, mit denen Sie festgehaltene Emotionen und fixe Gedanken lösen.

Wie in diesem Buch schon oft beschrieben, beginnen Sie alle Übungen, die oberhalb des Beckens stattfinden, mit einer Übung Ihrer Wahl, mit der Sie sich zur Erde hin öffnen und Ihre Präsenz erhöhen.

Der doofe Blick

Diese Übung ist so einfach und effektiv, dass Sie am Anfang vielleicht kaum glauben können, welche Wirkung sie hat. Das ist oft in meinen Gruppen die absolute Lieblingsübung. Die Teilnehmer führen sie besonders gern durch, weil es ganz still und ruhig in ihrem Inneren wird. Die Spannung aus dem Nacken und dem Kieferbereich löst sich von selbst. Sie senken automatisch nach einiger Zeit die Schultern nach unten. »Der doofe Blick« löst körperliche Spannung, entspannt den Geist und verlangsamt die Denktätigkeit.

In der taoistischen Lehre liegt auf der Mitte der Zunge das innere Sprachzentrum. Wenn die Zunge entspannt, wird auch das Gehirn entspannt. Zunge und Gehirn sind Reflexzonen und gehören direkt zueinander.

In unserer Kultur darf die Zunge nicht heraushängen, weil das mit Dummheit und mangelnder Erziehung in Zusammenhang gebracht wird. Kinder werden trainiert, ihre Zähne zusammenzubeißen und den Mund zu schließen. Am Anfang ist das Gefühl der Zunge außerhalb des Mundes und des offenen Mundes oft mit Unruhe und Schamgefühl verbunden. Diese Gefühle sind völlig normal.

Durchführung

* Für den »doofen Blick« legen Sie die Zunge auf die unteren Zähne, sodass der Mund leicht geöffnet ist und Sie im Spiegel die Zunge breit zwischen den Lippen liegen sehen.

* Lassen Sie Ihre Zunge für ein bis zwei Minuten zwischen den Zähnen heraushängen; wenn sie kühl oder trocken wird, ziehen Sie sie kurz wieder in den Mund zurück. Wenn Sie dabei in den Spiegel schauen, sehen Sie, dass Sie nicht unbedingt intelligent aussehen. Aus diesem Grund ist es gut, wenn Sie diese Übung in Ihren Privaträumen praktizieren.

* Machen Sie diese Übung jeden Morgen, vielleicht wird sie sogar Ihre Lieblingsübung. Trauen Sie sich, auch wenn es sich erst einmal neu und manchmal auch wirklich komisch anfühlt.

* Spüren Sie, wie Sie ruhiger werden. Die Übung verlangsamt den Gedankenstrom. Sie sind einfach da, ausschließlich in der Gegenwart.

Tipp: Sie kennen jetzt die Übung mit dem doofen Blick. Wenn Sie ein neues Übungsprogramm erarbeiten oder die

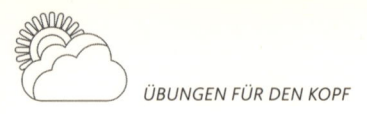

Ihnen schon bekannten Übungen durchführen, kombinieren Sie die Übungen möglichst mit dem doofen Blick. Achten Sie immer wieder darauf, ob der Mund noch offen ist oder sich schon wieder unbemerkt geschlossen hat.

Die Zähne wachsen lassen

Dies ist eine der besten Übungen, die ich kenne, um Stress aus dem Kopf oder Mundbereich loszulassen. Sie können sie überall durchführen, da keiner sieht, was Sie tun.

Durchführung

✳ Sie sitzen in Ihrem Zimmer und spüren Ihre Zähne im Oberkiefer. Stellen Sie sich vor, dass Sie mit dem rechten oberen Weisheitszahn beginnen und von dort aus bis zum linken oberen Weisheitszahn jeden Zahn einfach wachsen lassen, als wären die Zähne viele Zentimeter länger.

Sehen Sie sich komplett

Falls Sie keine Weisheitszähne mehr haben oder andere Zähne fehlen, üben Sie dennoch so, als wären alle Zähne komplett und gesund vorhanden. Es ist ganz wichtig, sich immer komplett zu sehen. Auch wenn Sie ein Körperteil verloren haben oder eine Amputation oder OP hatten, sehen Sie sich in den Übungen immer ganz. Immer so, als wäre der Blinddarm noch da oder als wäre der kleine Finger noch dran. Es macht einen großen Unterschied, da der Energiekörper nie verletzt ist, wie der physische Körper es sein kann.

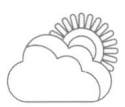

* Wenn alle oberen Zähne so lang geworden sind, dann lassen Sie bitte die Wurzeln der unteren Zähne auch nach unten wachsen.
* Lassen Sie die Vorstellung zu, und spüren Sie die Entspannung im Mund und in den Zähnen.
* Spüren Sie, ob Ihre Zunge entspannt in Ihrer Mundhöhle liegt. Spüren Sie, ob das Zäpfchen entspannt ist. Tasten Sie in Ihrer Vorstellung die Mundhöhle innerlich rundum ab, und erleben Sie ihre Größe.
* Zum Abschluss der Übung lassen Sie den Ausatem über die Brust, das Becken, die Oberschenkel, die Knie, die Schienbeine zu Ihren Füßen und vierzig Zentimeter darüber hinaus laufen. Atmen Sie mindestens dreimal mit diesem Atem aus, damit all die Spannung, die sich im Kopf löst, nach unten zur Erde strömen kann. Achten Sie dabei auch darauf, dass die Fußsohlen transparent sind und Sie den Raum unter sich spüren können.

Es ist übrigens eine schöne Übung nach jedem Zahnarztbesuch. Es nimmt den Stress der Behandlung aus den Zähnen. Wenn ich diese Übung durchführe, habe ich immer das Gefühl, als wären die Zähne zu einem langen weißen Rauschebart geworden.

Diese Übung nimmt sehr viel Spannung aus dem Mundbereich und vor allem aus dem oberen Teil des Kopfes. Wenn Sie den Tag über sehr viel mit anderen Menschen zusammen sind, Sie z.B. in einem Geschäft oder im Außendienst arbeiten, ist dies eine wunderbare Übung, um das Gesicht wieder zu entspannen und sich wieder selbst zu fühlen. Machen Sie diese Übung gewohnheitsmäßig nach jedem Kundengespräch, führen Sie die Übung nach jedem Telefonat durch.

Mund und Zähne entspannen

Eine weitere Übung ist das »Suchen nach der Weihnachts-
gans im Mund«. Sie kennen das: Sie haben was Leckeres ge-
gessen, und irgendwo zwischen den Zähnen hängt etwas, was
uns noch drei Stunden nach dem Essen beschäftigt, wenn wir
keinen Zahnstocher im Hause haben.

Durchführung

✳ Sie sind zu Hause und beginnen mit der Zunge, den Mund-
raum abzutasten.

✳ Wenn Sie einige Zähne mit der Zunge überstrichen haben
oder der Raum zwischen Lippen und Zähnen gelockert ist,
beugen Sie sich etwas vor und spucken vorgestellte Formen, Würfel, Reste vor Ihrem geistigen Auge aus (das heißt
also nicht, dass Sie auf den Boden spucken sollen). Wenn
Sie das gern möchten, nehmen Sie ein Taschentuch und
spucken hinein, ansonsten stellen Sie sich die imaginären
Würfel, die Sie sonst aus den Händen ausschütteln, vor, die
Sie nun aus dem Mund ausspucken.

✳ Dann suchen Sie die obere Lippe von innen ab. Tun Sie
das vier- bis zehnmal, und dann fühlen Sie, wie sich Ihre
Oberlippe anfühlt. Vielleicht spüren Sie seit Jahren das
erste Mal, dass Sie eine Oberlippe haben. Dann kommt die
Unterlippe dran.

✳ Führen Sie die Übungen genau so durch, wie ich Sie anlei-
te, erst die Oberlippe, dann Nachspüren, dann die Unterlippe. Sonst fühlen Sie nicht, was diese sanften und doch so
intensiven Übungen wirklich bewirken, nämlich kraftvoll
den Mund und den Kiefer zu entspannen.

✳ Jetzt fühlen Sie an der Unterlippe und suchen zwischen
Mundaußenseite und Zähnen nach den Essensresten.

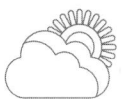

Immer wenn die Zunge sich angestrengt fühlt – einem Muskelkater gleich –, spucken Sie wieder Stücke, Brocken, Würfel, alles imaginär, vor sich aus.

✳ Nachdem Sie das ungefähr zehnmal gemacht haben, spüren Sie nach, wie sich Unterlippe und Mund im Ganzen anfühlen? Die Unterlippe sollte auf Dauer wieder weit und weich werden.

Sehen Sie sich um

Beobachten Sie einmal auf der Straße, wie viele Menschen Lippen haben, die einem Strich gleichen. Säuglinge kommen mit einem vollen Mund auf die Welt. Entspannen Sie Ihren Mund und Ihre Lippen wieder!

Machen Sie ein Foto von sich, und stellen Sie durch das Üben sicher, dass Ihr Mund wieder ganz locker und weit wird. Schauen Sie einmal nach, wie Ihr Mund im Alter von achtzehn Jahren war. Normalerweise sind die Lippen dann weit und offen und freuen sich auf das Leben.

✳ Sie tasten jetzt mit der Zunge an den Gaumen und versuchen, so weit wie möglich nach hinten zu kommen. Fühlen Sie die Ränder der Zähne und machen zehnmal die gleiche Übung mit dem inneren Mund. Falls das zu anstrengend ist, machen Sie es nur fünfmal. Spucken Sie wieder aus, und fühlen Sie.

✳ Bewegen Sie die Zunge auch mal so, als würden Sie sie ausschütteln. Die Zunge wird dadurch wieder weich und weit. Eine spitze, kalte Zunge ist schlecht für unseren gesamten Zustand. Eine entspannte Zunge ist ein Zeichen für ein entspanntes Gehirn. Es ist wichtig, dass unser

Gehirn entspannt und locker ist. Dann wird es gut durchblutet, dann können Sie klar denken, dann können Sie sich erinnern.

Gutes fürs Gehirn

Diese Übung ist auch sehr wichtig, falls Sie Wortfindungs- oder Erinnerungsstörungen haben und Ihnen andauernd Sachen nicht einfallen. Machen Sie dann öfter die Lockerungsübungen für das Gehirn und den Nacken.

✳ Jetzt führen Sie genau das Gleiche unten im Unterkiefer durch. Spüren Sie, so gut es geht, den ganzen Innenraum des Mundes, schütteln Sie die Zunge aus, und Sie haben bald das Gefühl, als hätten Sie große und starke Lippen.

Selbstausdruck mit »Gibberisch« und Ausdrucksspiel

Benutzen Sie dieses Sprechen ohne Worte beispielsweise im Auto. Machen Sie Töne, modulieren Sie sie, geben Sie Ausdruck hinein, aber formen Sie keine Worte. Es ist eine wunderschöne Alltagsroutine, sobald Sie allein sind, Gibberisch zu sprechen. Gibberisch ist eine Übung für Sänger und Schauspieler, um die Kehle zu öffnen, und Sie haben sie bereits in der Übung »Wut erleben und ausdrücken« (→ Seite 58f.) kennengelernt. Menschen mit Migräne neigen dazu, Ihren persönlichen Ausdruck zurückzunehmen. Spielen Sie noch mit einem weiteren kreativen Ausdruck und zwar mit

dem ausdrucksvollen Sprechen. Stellen Sie sicher, dass Sie allein sind und dass Sie einen Spiegel zur Hand haben, um sich sehen zu können. Es ist gut, wenn Sie vorher ein wenig Gibberisch gesprochen haben, damit Ihnen diese Übung leichter fällt.

Durchführung

* Stellen Sie sich vor den Spiegel, beginnen Sie zu sprechen, und werden Sie dabei immer lauter und wilder.

* Beginnen Sie zu gestikulieren, versuchen Sie, so viele Gesten zu machen wie eine temperamentvolle Südländerin oder ein temperamentvoller Südländer.

* Achten Sie nun mehr auf Ihren Blick. Schauen Sie sich in die Augen, trainieren Sie einen bösen Blick, trainieren Sie einen wütenden Blick. Trainieren Sie einen liebevollen, gütigen Blick, schauen Sie, als wären Sie verliebt, schauen Sie, als würden Sie lachen – mit blitzenden, humorvollen Augen.

* Danach spielen Sie mit Ihrer Körperhaltung. Versuchen Sie eine Körperhaltung, die den Körper nach vorn bringt, so, als ob Sie alles wissen wollen und sehr neugierig sind. Versuchen Sie eine Körperhaltung, bei der der Körper nach hinten geneigt ist, so, als wären Sie sehr zurückhaltend und »zusammengezogen«. Man weiß heute, dass im Gespräch nur zwanzig Prozent der Inhalte und der Wirkung auf den Zuhörer durch den verbalen Ausdruck kommuniziert werden. Alles andere, Mimik, Gestik und Körperhaltung, macht die restlichen achtzig Prozent aus.

* Sie können auch für eine Weile nur mit dem Körper ein Gefühl ausdrücken.

* Achten Sie bei diesen Übungen darauf, dass Sie den Kontakt zur Erde immer wieder spüren.

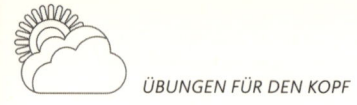

Gruppenarbeit

Falls Sie in einer Selbsthilfegruppe für Schmerzpatienten sind, nehmen Sie dieses Ausdrucksspiel mit dorthin. Beginnen Sie, Ihre Kollegen dafür zu gewinnen, miteinander Ihren Sprachausdruck zu üben. Es kann ruhig mal wild und ungezügelt zugehen. Einer führt vor, und die anderen schauen zu. Oder alle gehen durch den Raum, und ein bestimmtes Gefühl wird ausgedrückt, z.B. Wut, Ärger oder Glück. Haben Sie viel Spaß dabei, und gewinnen Sie ein neues Territorium unseres menschlichen Seins!

 Als Alltagsritual empfehle ich Ihnen, »Gibberisch« zu sprechen, wann immer Sie sich angespannt fühlen und es die Situation erlaubt.

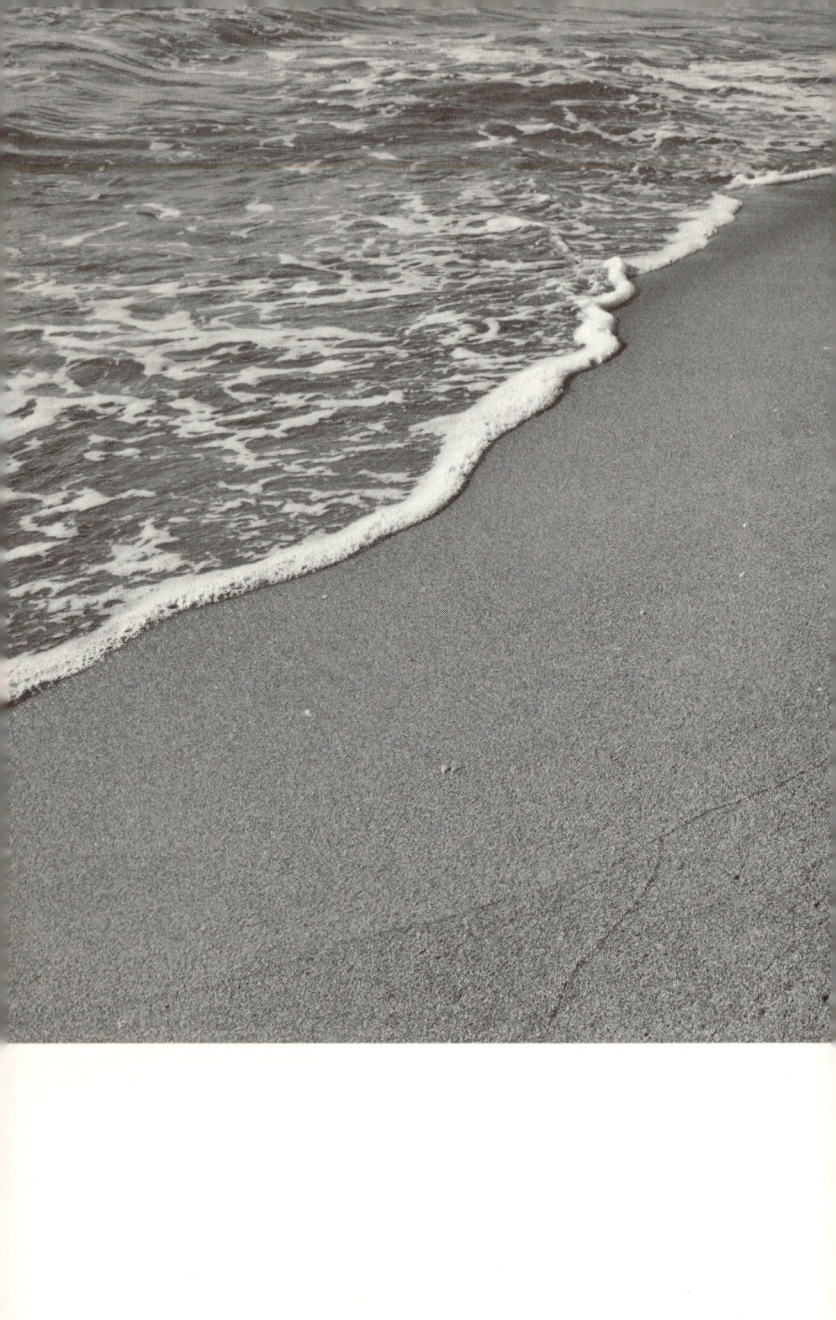

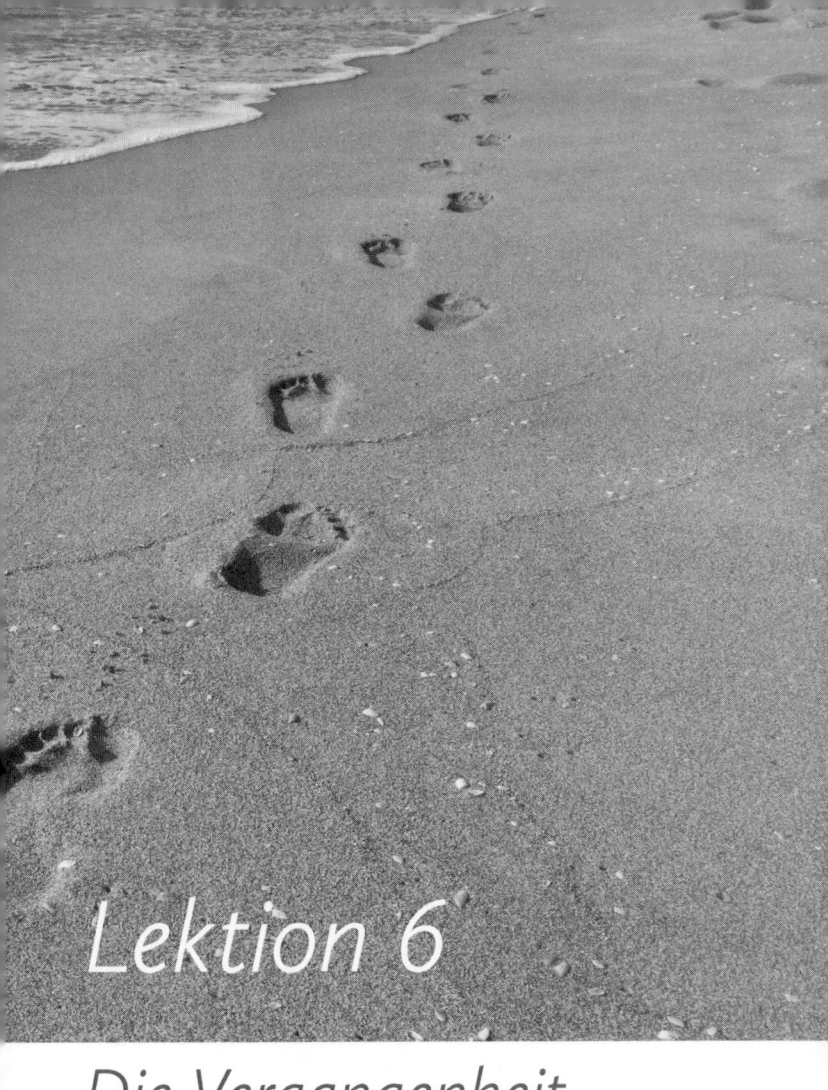

Lektion 6

Die Vergangenheit beenden und gegenwärtig sein

Abhaken und im Jetzt leben

In dieser Lektion lernen Sie Praktiken und Übungen kennen, die Sie unterstützen, in die Gegenwart Ihres Lebens zu kommen.

In meiner Praxis als Psychotherapeutin registriere ich immer in den ersten Stunden, ob mein Gegenüber in der Gegenwart lebt. In unseren Kreisen haben wir in den Siebzigerjahren das Buch von Ram Dass »Be Here now« verschlungen. Der Slogan war »Hier und Jetzt«. Menschen können in ihren Fantasien in der Vergangenheit und in der Zukunft leben. Die meisten von Ihnen werden dies vielleicht schon in einem Bewusstseins- oder Gesundheitsratgeber oder in einem Selbsthilfebuch gelesen haben. Ich arbeite seit 1973 mit Einzelpersonen und Großgruppen zusammen. Mir ist es in all den Jahren ein Anliegen gewesen, einfache und praktikable Übungen für den Alltag zu entwickeln.

Die Vergangenheit abzuhaken ist aus meiner Sicht eine der herausragendsten Übungen, die ich je entwickelt habe. Ich denke in diesem Zusammenhang gern an eine junge Patientin, die aus einem sehr chaotischen, machtbesessenen Elternhaus kam, in Schule und Arbeitsstätte immer wieder Mobbing ausgesetzt war und jahrelang in tiefer Depression gefangen in ihrem Zimmer gesessen hatte. Sie hat einfach nicht mehr am Leben teilgenommen. Durch eine glückliche Fügung konnte eine öffentliche Stelle die Psychotherapie bei mir direkt bezahlen. Mein Anliegen war es, ihr eine einfache

Möglichkeit zu geben, im Jetzt einen Neuanfang für ihr Leben zu starten.

Die Übung geht folgendermaßen:

Sie haken die Vergangenheit ab. Sie haken sie ab wie Dinge, die auf einem Einkaufszettel stehen und die Sie bereits besorgt haben. Sie können sich einen Bildschirm vorstellen, auf dem Sie einzelne belastende Geschichten in Ordner packen und diese Ordner mit einer Handbewegung in einen Papierkorb schieben. So, wie diese Dateien mit einer Bewegung Ihres Fingers auf Nimmerwiedersehen verschwinden, haken Sie Ihre schmerzhafte Vergangenheit ab. Wiederholen Sie diese Geste für sich so oft, wie Sie wollen. Jedes Mal, wenn ein unerwünschter Gedanke daran auftaucht, können Sie diese Geste für sich ausführen.

Meine Patientin hat alles Alte in ihrem Kopf in ihrer Vorstellung, ohne es aufzuschreiben, einfach abgehakt.

Sie führte die Übung ohne jeden Widerstand etwa drei Wochen lang durch, in der vierten Woche saß eine neue Frau vor mir. Heute hat sie eine Arbeit, die ihr Spaß macht, einen Freund, den sie liebt, eine funktionierende Sexualität und eine Vision für die Zukunft.

Einigen von Ihnen scheint das alles zu einfach?

Ich weiß, es wird oft behauptet, dass Dinge Zeit brauchen und dass es langwierige Prozesse sind. Ich erspare Ihnen an dieser Stelle weitere Berichte über Patienten in meiner Praxis.

Was ich Ihnen empfehle: Führen Sie die Übung einfach mal durch. Sie reinigen sich damit mental von Altem und kommen in die Gegenwart.

Mit den folgenden Übungen lösen Sie alte Belastungen und Vergangenes auf energetische Weise.

Erweiterung und Entspannung der Zunge

Nachdem Sie den Körper durch die Ihnen bekannten Übungen geerdet haben, setzen Sie sich auf einen Stuhl oder Hocker und verwurzeln die Sitzhöcker. Die Verwurzelung der Sitzhöcker ist eine extrem wirksame Übung, um die Verspannungen des Nackens und des Rückens zu lösen.

Weiter ist es eine ganz wichtige Übung, damit Ihr Körper eine Balance zwischen Wärme und Kälte entwickeln kann. Die Verwurzelung der Sitzhöcker ist wichtig für den Fluss der Lymphe im Körper und wirkt auf die Regulierung der Nierentätigkeit. Halten Sie einmal einen Moment inne. Wie Sie sicher schon festgestellt haben, sind Sie in einem fortwährenden inneren Gespräch. Wenn Sie jetzt denken: »Welches Gespräch?«, dann darf ich Ihnen antworten: »Dieses Denken ist das Gespräch.«

Sie denken fortwährend über Ihr Leben, Ihre Tätigkeiten, Ihre geplanten Projekte nach.

Wenn Sie genau hinhören und Ihre Gedanken analysieren, dann erkennen Sie in der Tendenz immer einen Versuch in Gedanken, alles Leben so zu gestalten, wie Sie es als richtig und sinnvoll erleben.

Wenn Sie sich schrittweise aus diesen Gedankenströmen lösen können, entsteht im Körper automatisch mehr Kraft zur Selbstheilung.

Durchführung

✳ Sie können diese Übung im Sitzen, im Stehen oder im Liegen durchführen. Wichtig ist immer, dass Sie zu Ihren Füßen und aus den verlängerten Zehen ausatmen.

＊ Sie spüren Ihre Zunge und lassen sie fürs Erste locker im Mundboden liegen. Der Mundboden ist der Raum im Unterkiefer, in dem der größte Teil Ihrer Zunge, die Zungenwurzel, liegt. Wenn Sie die Zunge in drei Teile teilen, ist die für Sie sichtbare Zunge in etwa ein Drittel, die Zungenwurzel zwei Drittel groß. Die Zungenwurzel ist u.a. für starke Spannungen im Beckenboden und für das dauernde Denken, den permanenten inneren Dialog im Kopf, zuständig.

＊ Sie stellen sich jetzt vor, dass in der Mitte der Zunge eine Bananenscheibe liegt. Falls Sie keine Banane auf Ihrer Zunge mögen, stellen Sie sich ein rundes Stück Apfel vor oder eine Münze.

＊ Dieses Bananenstück sinkt jetzt in Ihre Zungenwurzel, sinkt durch den Mundboden, durch den Unterkiefer, fließt an der Brust vorbei, sinkt weiter bis zum Fußboden und, wenn Sie wollen, durch den Fußboden durch. Die Lebensenergie, das Qi, wird durch gedankliche Vorstellungen bewegt.

＊ Allein die Vorstellung der sinkenden Bananenscheibe entspannt Ihre Zunge. Genießen Sie einfach das erstaunliche Ergebnis, und lassen Sie sich nicht dadurch irritieren, dass Sie denken »Bananenscheiben können nicht durch Zungen sinken«.

Machen Sie diese Übung mindestens fünf Minuten lang. Sie können Sie nach Wunsch auch gern auf zwanzig Minuten ausdehnen.

Diese Vorstellungsübungen sind nicht an das physikalische Mögliche gebunden. In Ihren Träumen erleben Sie auch Dinge, die für Ihr Wachbewusstsein unmöglich erscheinen. Im Bereich des Geistes gibt es keine Grenzen.

Die Heilungskräfte stabilisieren

Wenn Sie die Übung mit der Bananenscheibe verinnerlicht haben, gibt es eine weitere Übung, um den Zungenmuskel zu entspannen. Es ist die Vorstellung, die Zunge und den Zungenboden unter Ihrem Zäpfchen in Richtung Weisheitszähne zu erweitern. Dehnen Sie Ihren Zungenraum unter Ihrem Zäpfchen weit über die Ohren hinaus. Sie atmen auch bei dieser Übung in die Tiefe Ihres Unterbauches ein – zwischen dem Steißbein und dem Schambein. Sie wissen inzwischen schon, dass sanftes geräuschloses Einatmen und verlängertes Ausatmen durch Becken, Beine und Füße die Körperenergie erhöht und stabilisiert – im Gegensatz zu tiefem, geräuschvollem Einatmen in den Brustkorb. Sanftes Einatmen in der Tiefe stabilisiert die Heilungskräfte Ihres Körpers. Verlängertes Ausatmen produziert mehr Atemvolumen für die Lunge und den ganzen Körper. Auch diese Übung machen Sie fünf bis zwanzig Minuten, bevor Sie sich wieder Ihrem Alltag widmen. Sie können diese Übung im Liegen, Stehen oder Sitzen machen.

Der See der Emotionen

Stellen Sie sich eine emotional heftige Lage wie einen kräftigen Wind auf einem großen See vor. Der See der Emotionen ist eine sehr schöne innere Übung, um die Windverhältnisse auf Ihrem Emotionssee zu harmonisieren. Mit ihr lösen Sie starke Emotionen, ohne dass Sie ihnen Ausdruck – wie z.B. beim Schreien oder Holz hacken – geben müssen. Sie sind in kurzer Zeit wieder »auf dem Boden« und erlangen Ihre

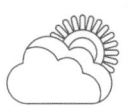

Urteilsfähigkeit, Ihre Liebe und Verbundenheit mit Ihren Mitmenschen zurück.

Für mich ist es die wichtigste Übung bei starkem Ärger, starker Wut, wenn ich außer mir bin, ebenso wie bei Trauer. Durch das Lösen der starken Emotionen werden Sie frei, Ihre Aufmerksamkeit auf die Gegenwart zu richten.

Durchführung

* Sie sitzen bequem da. Die Seen der Emotionen befinden sich an den Innenseiten Ihrer Füße (→ Abbildung Seite 134). Wenn Sie auf Ihre Füße herunterschauen, ist das der Bereich innen vom Ende Ihrer Ferse bis zum Beginn des großen Zehs.

* Stellen Sie sich vor, Sie würden einen Halbmond vom Ende Ihrer Ferse zum höchsten Punkt Ihres Fußes an der Innenseite des Spanns zeichnen. Der Halbkreis des Mondes läuft von der Innenseite der Ferse dort hinauf und dann hinunter zum Beginn Ihres großen Zehs am Zehengrundgelenk an der Fußsohle. Die Gerade des Halbkreises läuft dann vom Zehengrundgelenk zum Ende der Innenseite der Ferse.

* Zeichnen Sie in Ihrer Vorstellung auf beiden Innenseiten der Füße nacheinander diese Form. Wenn Sie die Halbmonde sehen können, spüren oder sehen Sie, dass die Flächen transparent sind. Seien Sie mit Ihrer Aufmerksamkeit bei den geöffneten Halbmonden.

Es fällt Ihnen noch schwer, sich diese Formen auf Ihren Füßen vorzustellen?

* Dann nehmen Sie bitte nacheinander die Innenseite Ihrer Füße in die Hand und massieren mit beiden Daumen den

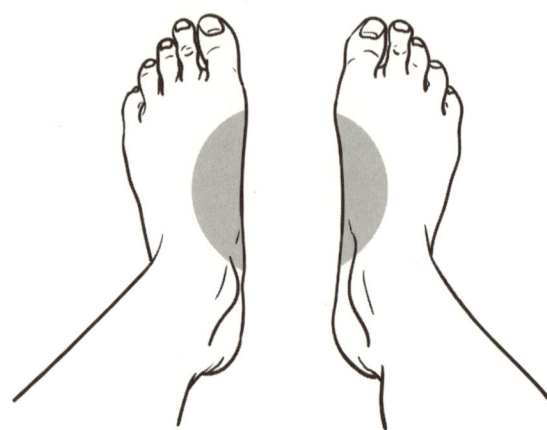

Bereich vom Ende der Ferse bis zum höchsten Punkt des Spanns Ihres Fußes bis zur Wurzel des großen Zehs. Dabei massieren Sie natürlich auch bei der Geraden des Halbkreises die Sohle des Fußes.

✳ Stellen Sie bitte nach der Massage beide Füße nebeneinander auf den Boden.

✳ Nachdem Sie die Seen der Emotionen im rechten und im linken Fuß durch Vorstellung und Massage der Form aktiviert haben, stellen Sie sich vor, dass Sie aus dem See der Emotionen gleichzeitig bei beiden Füßen in die Erde hinein ausatmen. Der Atem fließt durch die Seen der Emotionen und sinkt durch die transparente Haut in den Boden hinein: erst gefühlte fünf Zentimeter, dann zehn, dann fünfzehn – und schließlich sollten wie bei den anderen Übungen etwa vierzig Zentimeter erreicht werden. Der Ausatem kann so tief in den Boden hineinfließen, wie Sie gern möchten. Je tiefer er fließt, desto mehr Spannung löst sich vom Kopf, über den Nacken und den gesamten Körper.

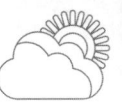

✳ Wenn Sie starken Emotionen ausgesetzt sind und Sie haben die Übung verinnerlicht und geübt, atmen Sie einfach in Ihrer Vorstellung aus den Seen der Emotionen aus. Sie werden nach einiger Zeit der Übung innerhalb weniger Minuten wieder im Gleichklang sein.

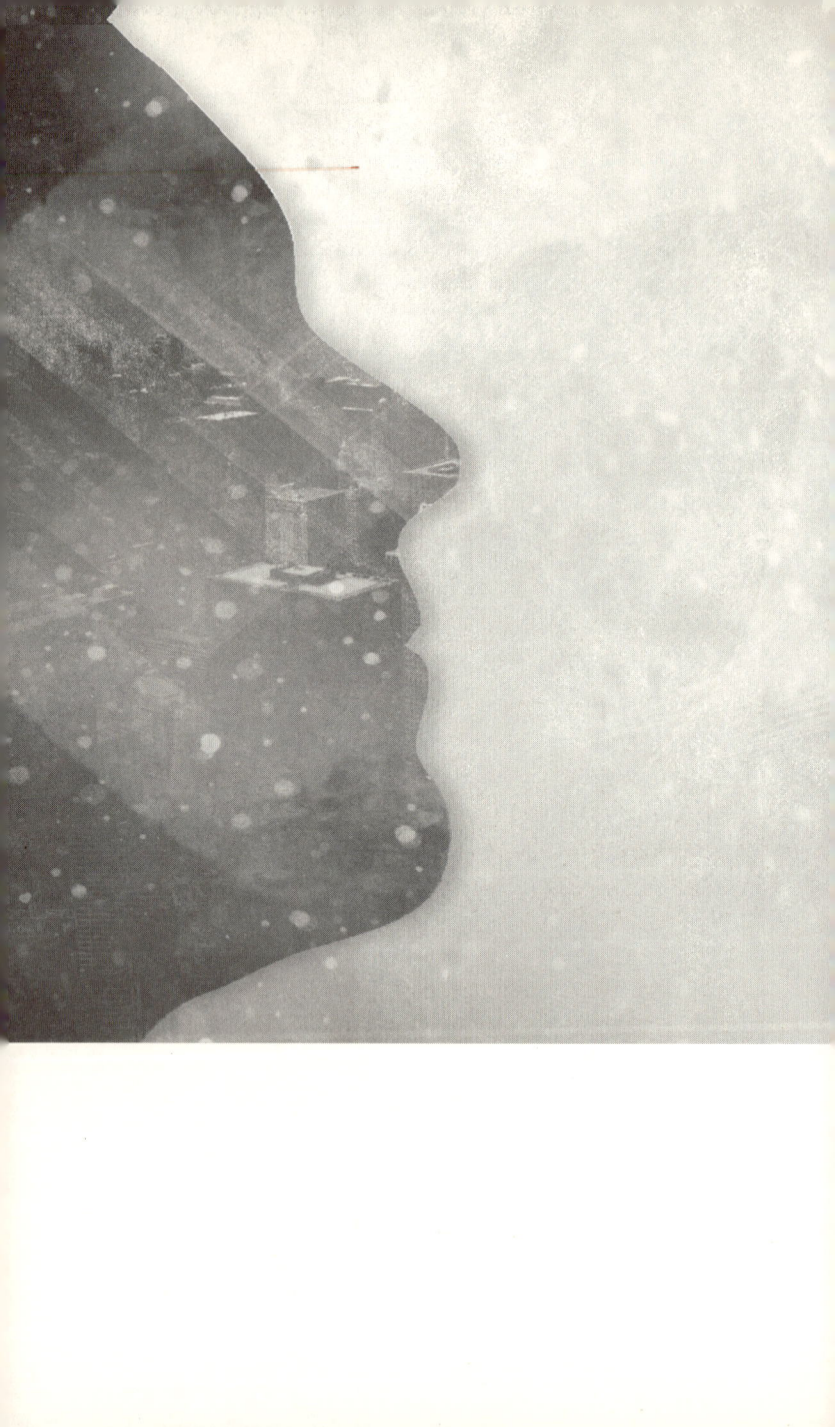

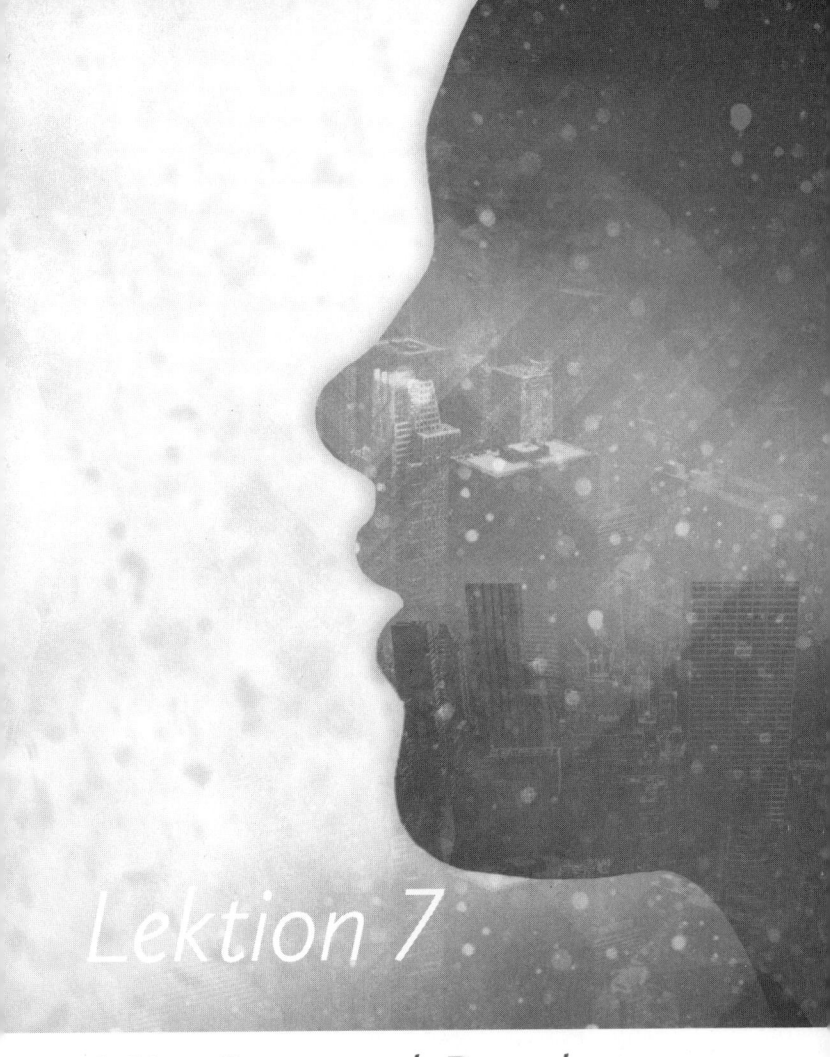

Lektion 7

Migräne und Psyche

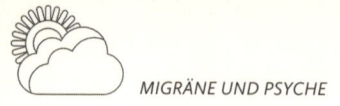
Verborgene Auslöser für die Migräne

Migräne kann als Hinweis des Körpers verstanden werden, sich auf die Reise zu sich selbst zu machen.

Migräne, Schuldgefühle und Wut

Migräne wird zum Teil durch unbewusste Schuldgefühle erzeugt. Sie fragen sich sicher, wie Sie an etwas Unbewusstem aktiv Veränderungen vornehmen können. Aber um Veränderung geht es hier nicht wirklich. Es geht darum, die Schuldgefühle aufzuspüren. Falls Sie in der Lage sind, die Schuldgefühle nicht zu bewerten, sondern sie einfach nur wahrzunehmen und eine Ausdrucksmöglichkeit für die Schuldgefühle zu finden, können sie verschwinden. Schuldgefühle nehmen Sie im Äußeren wahr. Wenn Sie beispielsweise durch Ihre Stadt fahren und ein Polizeiauto sehen und mit einem diffusen Unwohlsein darauf reagieren. Unbewusste Schuldgefühle erzeugen oft nur ein diffuses Gefühl von Lustlosigkeit und Unwohlsein.

Die meisten Schuldgefühle haben überhaupt nichts mit Schuld zu tun, man könnte sie »übernommene falsche Schuldgefühle« nennen. Meistens entstehen diese diffusen Gefühle aus Interpretationen zu Ereignissen. Menschen fühlen sich manchmal schuldig, weil sie denken, das falsche Geschlecht zu haben. Manche meinen nur ein Ersatz für ein viel-

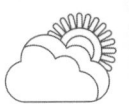

leicht früher verstorbenes Geschwisterchen zu sein oder die Ursache dafür, dass die Eltern heiraten mussten. Da ist auch oft die Schuld, nicht die richtigen Noten mit nach Hause zu bringen. Ich könnte viele solcher Beispiele aus meiner Praxis aufführen.

Schuld und Wut gehören immer zusammen. Es ist eigentlich ganz einfach zu erklären. Ich will gern die ganze Tafel Schokolade aufessen, die Erzieherin sagt jedoch, es sei böse, den anderen Kindern nichts abzugeben. Ich will aber gar nichts abgeben, und möchte gern die ganze Schokolade selbst essen. Dann fühle ich mich in einer Zwickmühle, eigentlich möchte ich die Anerkennung der Erzieherin und ein liebes Kind sein, und auf der anderen Seite will ich die ganze Tafel Schokolade für mich. In dieser Spannung entsteht immer Aggression. Auch diese Aggression und Wut ist normalerweise unbewusst.

Da ich seit über dreißig Jahren mit der körperorientierten Psychotherapie »Bioenergetische Analyse« arbeite, erlebe ich sehr oft Menschen, die ihren Schuldgefühlen ausgeliefert sind und durch ihre unterdrückte, nicht wahrgenommene Wut unter Schmerzzuständen und anderen Symptomen leiden. Ich empfehle immer wieder, auf dieses diffuse Unwohlsein mit einer aktiven Körperübung zu reagieren. In diesem Buch gibt es die Übung, auf ein Kissen einzuschlagen oder ein Handtuch mit aller Kraft zu wringen.

Manchen Migränepatienten, die kein Erleben ihrer Wut haben, empfehle ich, für sechs Wochen immer wieder auf ein Kissen einzuschlagen und dabei zu schimpfen, damit sich die blockierte Wut lösen kann. Oft ist dadurch ein großer Teil der unbewussten Schuldgefühle und des diffusen Empfindens verschwunden. Wenn Sie diese dynamische Übung und das Übungsprogramm einige Wochen durchgeführt haben, ist es gut möglich, dass Ihnen die Schuldgefühle bewusst werden und Sie aktiv an ihrer Auflösung arbeiten können.

Manche Menschen mit Migräne wachen morgens schon mit diesen diffusen Gefühlen auf. Dann sollten Sie gleich direkt in die Kissen hauen. Ausdruck ist eine wichtige Hilfe bei der Bewältigung der Migräne.

Migräne und Kopfschmerzen sind höchst effektive Verdrängungssysteme für darunterliegende »unangenehme« Gefühle. Wenn Sie die Gefühle einmal akzeptiert haben, werden Sie speziell die Kraft wahrnehmen können, die durch erlebte Wut in Ihr Leben gelangt. Plötzlich gelingen Projekte, von denen Sie früher nicht einmal geträumt haben.

Aus der Erfahrung meiner Praxis kann ich Ihnen sagen, dass Migränebetroffene und Kopfschmerzpatienten ihre Wut genau wie Schuldgefühle oft erst nach drei bis sechs Monaten erleben.

Es ist also relativ normal, wenn Sie am Anfang Ihres Übungsprogramms, wenn Sie das Buch, wie empfohlen, einmal komplett durchgelesen haben, nichts mit diesem Kapitel anfangen können. Die Wut zu erleben, ist eine Heilreaktion, und Sie werden nach mehreren Monaten mit den Übungen der Maria-Holl-Methode® keine Probleme mehr mit Ihrer aufgestauten Wut haben.

Oft haben Migränepatienten Probleme mit wütenden Vorgesetzten oder wütenden Kollegen. Sie fühlen sich gemobbt von diesen »schrecklichen« Personen. Üben Sie mehrere Monate, und auch diese unangenehme Begleiterscheinung der Migräne wird verschwinden. Durch das Erleben Ihrer eigenen Wut erweitern Sie Ihren eigenen Raum und damit die Fähigkeit, Emotionen von anderen Menschen nachempfinden zu können, ohne dass Sie dadurch reaktiviert werden. Sie werden auf Dauer gelassener.

Migräne und unbewusste Abhängigkeit

Ich weiß seit vielen Jahren, dass Migräne sehr oft mit einer unbewussten Abhängigkeit vom Elternhaus zu tun hat. Unbewusst deshalb, weil der Migränepatient die Abhängigkeit nicht wahrnimmt. Sie sehen eventuell nur die Auswirkungen der Abhängigkeit. Eltern, die sich immer einmischen in ihr Leben, Eltern, die ihr Kind nicht anerkennen. Eltern, denen der Partner nicht gefällt, und so weiter. Abhängigkeit zeigt sich auch, wenn Menschen sich ungerecht behandelt fühlen, das aber nicht ansprechen und stattdessen Symptome produzieren.

Wenn Sie das jetzt das erste Mal hören, ist es gut, es nicht zu bewerten. Menschen sind als soziale Wesen ganz prinzipiell abhängig von anderen Menschen und deren Zuwendung und Anerkennung. Es ist eine Frage der Balance zwischen Selbst- und Fremdbestimmtheit.

Abhängigkeit von den Eltern zeigt sich, wenn wir in ihrer Nähe wohnen wollen – weil wir meinen, sie wünschten es sich so – und als Erwachsene erstaunlich viele Telefonate mit ihnen führen. Normalerweise empfindet man das Verhältnis als sehr innig. Außenstehenden scheint es manchmal deutlich zu innig, um ein freies Leben zu führen. Abhängigkeit kann aber auch als Rebellion sichtbar werden, möglichst genau das Gegenteil von dem zu tun, was die Eltern wünschen. Es kann auch sein, dass Menschen so weit wegziehen, dass sie keiner mehr besuchen kann.

Abhängigkeit kann sich durch den Abbruch des Kontakts zum Elternhaus zeigen. Dann werden die Eltern in Ihrer Größe überhöht, und es ist die einzige Möglichkeit, sich durch Abbruch der Kontakte zu retten. Wie kommen Sie nun aus dieser Abhängigkeit heraus? Durch das erlernte Programm gelangen Sie aus der Abhängigkeit zur Selbstständigkeit. Ich habe es immer wieder erlebt, dass Menschen innerhalb weniger Wochen oder Monate ihre emotionale Abhängigkeit komplett überwunden haben. Die Maria-Holl-Methode® ist so konzipiert, dass das möglich ist.

Sie können mental mit den folgenden vier Schritten Ihre Abhängigkeit auflösen.

Sie sollten erkennen,
* dass Ihre Eltern Ihnen nichts mehr schulden.
* dass das, was Ihnen Ihre Eltern gegeben haben, das Beste war, was sie geben konnten.
* dass Ihre Eltern auch Menschen sind oder waren.
* dass Ihre Eltern Ihnen nichts mehr geben müssen.

Ein sehr schöner Satz, den ich bei einem anderen Therapeuten gefunden habe, lautet: »Ihr seid meine Eltern, und ich achte euch. Ich achte euch so, wie ihr seid und wie ihr nicht seid.«

Führen Sie einfach dieses Programm durch. Sie werden sehr viel selbstbewusster durch die Übungen, Sie lernen Ihre Grenzen besser wahrzunehmen und zu erkennen. Und Sie werden direkt und genau Ihren Mitmenschen sagen, was Sie möchten und was Sie nicht möchten.

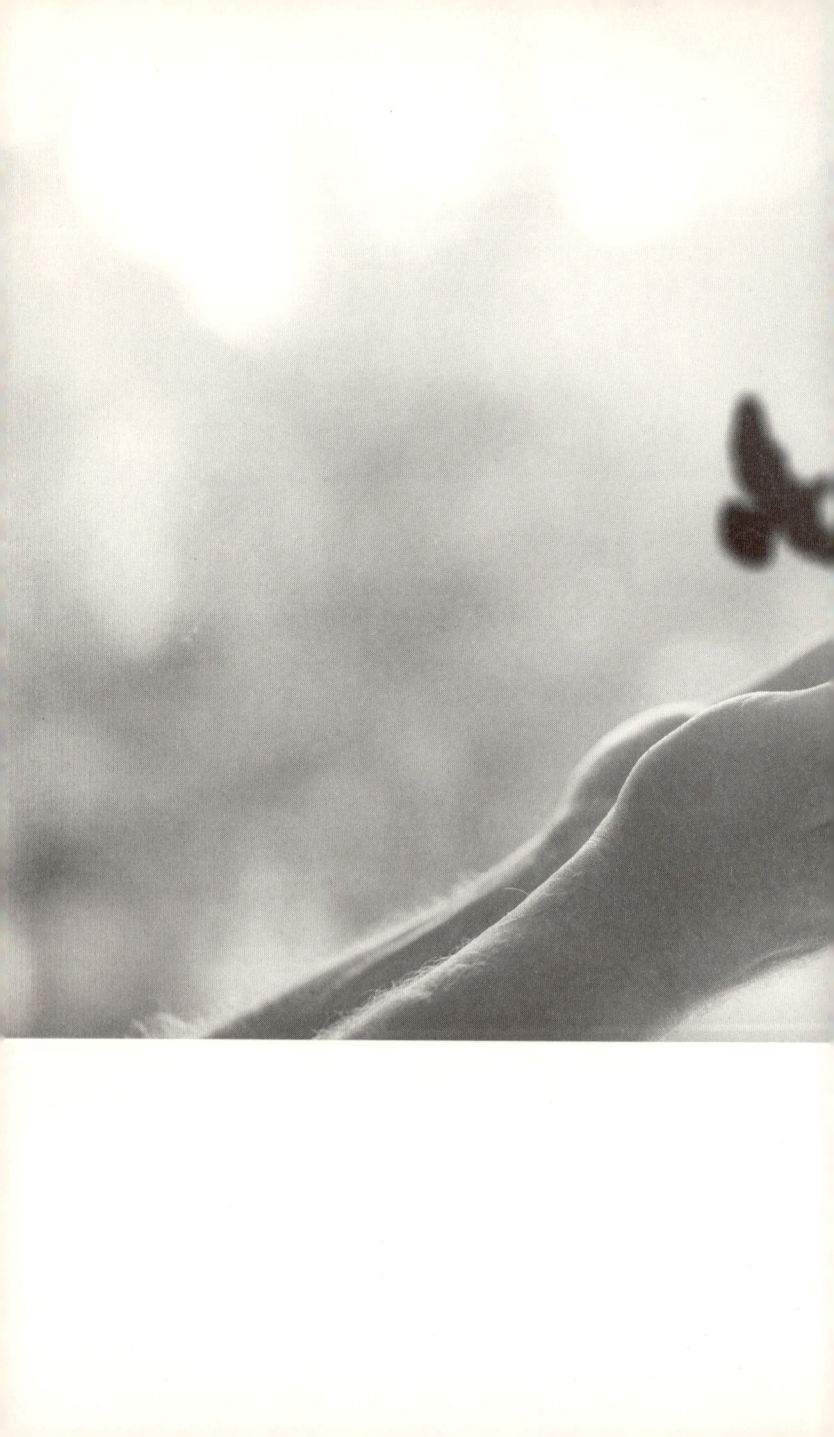

Lektion 8

Übungen der Transformation

Unsere Haut ist nur eine imaginäre Grenze

Indem Sie sich öffnen und ausdehnen, wandeln und stärken Sie sich. Durch das Üben kommen Sie zu dem Erleben, dass Ihre Haut nicht die Grenze des Körpers ist, sondern dass Sie offen und transparent in der Welt sind. Zum Abschluss lernen Sie noch zwei Übungen kennen, mit denen Sie mehr Licht, Kraft und Präsenz in Ihr Leben bringen.

Der Siebenmeterpunkt

Die Vorbereitungen für die rein mentalen Übungen sind immer die sogenannten Erdungsübungen. Falls Sie unterwegs sind, spüren Sie von Ihrem Nacken die Wirbelsäule entlang nach unten bis in Ihr Becken, und wischen in Ihrer Vorstellung mit einem weichen Tuch die Leisten von rechts nach links aus. Sie verwurzeln jetzt die Sitzhöcker und das Steißbein und lassen die Zehen vierzig Zentimeter und noch weiter wachsen.

Wenn Sie diese Übungen mehrere Monate trainiert haben, ist diese Reihe von Vorstellungsübungen in wenigen Sekunden durchgeführt.

Falls Sie jedoch am Anfang des Übungsprogrammes sind, und Sie möchten diese schöne Übung durchführen, massieren Sie etwa zwanzig Minuten lang Ihre Füße und stellen sich dann vor, dass die Zehen wachsen.

Durchführung

✳ Die Ausatemübung bis zum Siebenmeterpunkt ist zentrierend und macht den Kopf frei. Ihr Einatem erfolgt in den Unterleib und Ihr Ausatem siebenmal an den Sitzhöckern entlang nach unten.

✳ Anschließend schauen Sie, wie tief Ihr Zimmer ist. Kleine Zimmer sind zwischen vier und viereinhalb Meter lang. Große Zimmer können auch sechs bis sieben Meter lang sein. Ich empfehle Ihnen, sich die Länge von dreieinhalb Metern zu merken und diese dann in der Vorstellung zu verdoppeln.

✳ Atmen Sie jetzt zwischen den Sitzhöckern und dem Unterbauch ein, und atmen Sie nun die doppelte Strecke von dreieinhalb Metern (= sieben Meter) unter Ihre Füße aus. Die Fußsohlen sehen Sie transparent – lassen Sie sich von dem Siebenmeterpunkt anziehen.

✳ Stellen Sie sich vor, dass der Siebenmeterpunkt Ihren Atem beim Ausatmen findet.

Das ist zu Beginn eine mentale Vorstellung, aber wenn Sie der Vorstellung Raum geben, dass etwas jenseits Ihrer gelernten Sicht der Welt existiert, wird der Punkt für Sie auftauchen.

Sie können sich von allen Punkten, die im Buch angegeben sind, »finden« lassen. Seien Sie spielerisch und fantasievoll wie ein Kind. Machen Sie diese Übung mindestens zehn Minuten lang.

Die zweite Übung ist für mich so etwas wie eine Königsübung, weil Sie innerlich lernen, Dunkel in Licht zu wandeln und sich bei Bedarf gezielt beruhigen zu können.

Sonne und Mond

Die Sonne- und Mond-Übung ist ebenfalls eine reine Vorstellungsübung. Falls Sie damit Schwierigkeiten haben, lassen Sie diese Übung so lange weg, bis Sie darauf Lust haben. Die Übung geht davon aus, dass alles im Körper miteinander verbunden ist. Sie heilen oder aktivieren Ihren Körper oder bringen die Kräfte, die einen Einfluss auf Ihre Gesundheit haben, wieder in Balance.

Durchführung

* Sie setzen sich auf einen Stuhl, legen die Hände zunächst an die rechte und linke Hüfte und massieren die Außenseiten der Hüften und die Hüftgelenke.

* Schütteln Sie dabei immer wieder die Hände aus, und massieren Sie so lange, bis Sie es bewusst fühlen. Klopfen Sie liebevoll und leicht noch einige Male das Becken ab, sodass Ihr Becken wirklich sehr bewusst und wach wird.

* Danach klopfen Sie Ihre Beine ab. Sie klopfen an den Außenseiten der Beine hinab und an den Innenseiten der Beine hoch. Diese Richtung des Klopfens bringt den Kreislauf wieder in Gang.

* Jetzt legen Sie Ihre Hände wieder an die linke und rechte Hüfte und stellen sich vor, dass sich unter Ihrer rechten Hand eine Tür öffnet. Das Gleiche stellen Sie sich anschließend unter Ihrer linken Hand vor. Es öffnet sich dort in Ihrer Vorstellung ein großes Fenster oder eine Tür. Nehmen Sie sich Zeit, diese Vorstellung entstehen zu lassen. Auf Dauer erhöht sich die Wärme in Ihrem Becken.

* Stellen Sie sich in Ihrer Vorstellung vierzig Zentimeter neben Ihrer rechten Hüfte eine Sonne vor, das Sonnenlicht fließt durch die rechte Hüfte in Ihr Becken und weiter bis

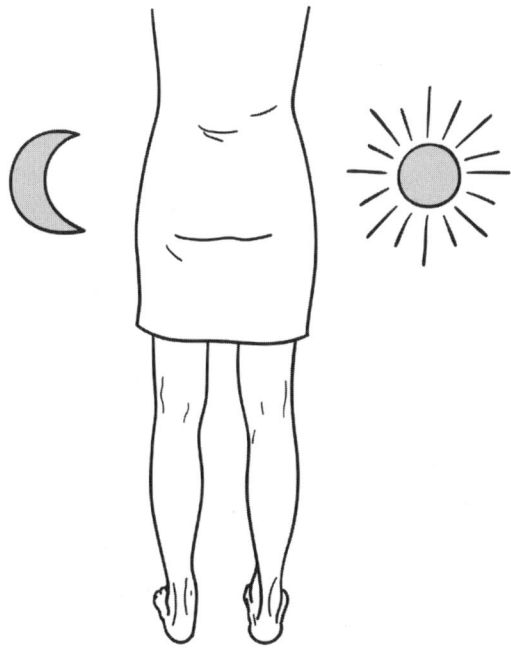

zur linken Hüfte und dann dort wieder vierzig Zentimeter hinaus.

* Lassen Sie die Sonnenstrahlen mindestens zehn Minuten und länger durchfließen.

* Danach rekeln Sie sich und stehen auf.

* Dann beginnen Sie damit, in Ihrer Vorstellung die linke Hüfte – wie oben beschrieben – mit einer Tür zu öffnen. Die Verbindung ist von der linken zur rechten Hüfte. Jetzt steht in Ihrer Vorstellung vierzig Zentimeter neben der linken Hüfte der Mond. Das sanfte silbrig-blaue Mondlicht mit seiner kühlenden und beruhigenden Qualität fließt durch die linke Hüfte in das Becken und weiter zur rechten Hüfte und dort wieder hinaus. Das wiederholen Sie so

lange, wie Sie möchten – oder bis Sie eingeschlafen sind. Die Übung macht den Körper kühler und bringt Schlaf.

»Sonne und Mond« ist eine der schönsten Heilübungen im Bereich der inneren taoistischen Übungen. Sie kann glücklich machen. Entscheiden Sie sich Tag für Tag wieder neu dafür, bewusst zu leben.

Sie können diese Übung als Einschlafhilfe benutzen oder um sich zu beruhigen, wenn Sie sehr erregt sind. Wenn Sie einschlafen möchten, machen Sie die Übung natürlich im Liegen. Nehmen Sie dann eine Decke, denn durch die Entspannung öffnen sich die Poren, und Sie werden kühler.

Schlusswort

Die letzten Worte unter ein Buch zu setzen ist für mich oft das Schwierigste beim Schreiben. Mir fallen noch viele Übungen und Worte ein, die Ihnen helfen würden, Ihre Migräne zu bewältigen. Ich weiß jedoch, dass ein Mehr an unterschiedlichen Übungen nicht viel bringt, sondern es auf Ihre Ausdauer ankommt, die Übungen durchzuführen. Je mehr Sie ohne jeden Widerstand die Übungen, wie sie hier beschrieben sind, durchführen, umso schneller werden Sie Erfolg haben.

Ich habe in all meinen Jahren der Arbeit mit Schmerzpatienten erlebt, dass die Patienten mit den meisten Migräneanfällen den größten Erfolg hatten, weil sie am intensivsten geübt haben.

Sie haben in dem Buch ein zusammenhängendes und erprobtes Programm zur Linderung und Bewältigung der Migräne vorliegen. Ich bin selbst sehr schmerzempfindlich und habe tiefes Verständnis dafür, dass Sie die außergewöhnlich starken Schmerzen der Migräne heilen wollen. Meine größte Freude in der Praxis ist es, wenn Patienten ihre Schmerzen überwunden haben.

Alle meine Programme sind praxiserprobt und mit Berufs- und Privatleben in der heutigen Zeit kombinierbar. Neben dem Effekt, dass nach einigen Monaten die Migräne ausbleiben wird, wenn Sie ausdauernd und gleichmäßig üben, werden die Übungen Sie effektiver und ausdauernder machen. Nutzen Sie die eroberte Zeit für sich selbst, Ihre Kinder, Ihre Familie und Freunde. Nutzen Sie diese Zeit nicht für noch mehr Arbeit, noch mehr Geld verdienen, noch mehr Autos, noch mehr, noch mehr, noch mehr.

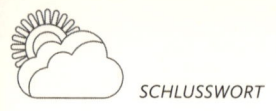

Wir leben in einer Zeit von höher, schneller, weiter. Nutzen Sie diese gewonnene Zeit und diese gewonnene Freiheit ohne Schmerzen für sich persönlich.

Ich wünsche Ihnen viel Erfolg mit Ihren Übungen!
Ihre Maria Holl

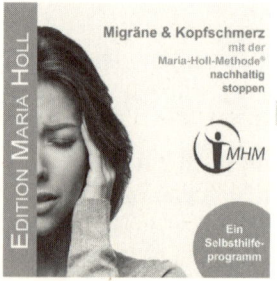

Audio-Übungen zum Buch

Durch mehrere geführte Körper- und Atemübungen, die auch Bestandteil dieses Buches sind, bekommen Sie Zugang zur Bewältigung Ihrer Migräne oder Kopfschmerzen. Die Maria-Holl-Methode kombiniert westliche und östliche Entspannungs- und Therapieverfahren. Sie können damit auf Dauer Ihre Beschwerden lindern.

Zum digitalen Download:
www.maria-holl-methode.de/produkt/migraene-audio/

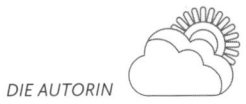

Die Autorin

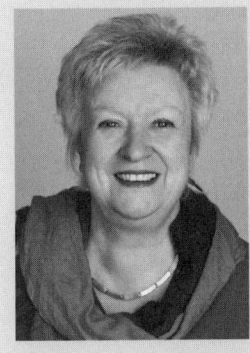

**Maria Holl,
Heilpraktikerin (Psychotherapie)**

Maria Holl (geb. 1953) ist Diplom-Sozialarbeiterin und Heilpraktikerin für Psychotherapie und arbeitet seit 1981 in eigener Praxis als Psychotherapeutin, Coach und Meditationslehrerin in Aachen. Bekannt wurde sie u.a. durch die von ihr entwickelte *Tinnitus-Atemtherapie nach Holl® (TAT),* deren Wirksamkeit durch eine wissenschaftliche Studie der Universität Regensburg bestätigt wurde. Sie bildet Therapeuten aus und veröffentlichte mehrere Bücher und Audio-CDs zur Behandlung psychosomatischer Beschwerden.

Klemensstraße 3
D-52074 Aachen
Telefon: +49 (0)241-51 38 50
E-Mail: info@maria-holl.de
Internet: www.maria-holl.de
www.maria-holl-methode.com
www.tinnitus-coach.eu

Haben Sie Fragen an die Autorin? Anregungen zum Buch?
Erfahrungen, die Sie mit anderen teilen möchten?
Nutzen Sie unser Internetforum:
www.mankau-verlag.de/forum

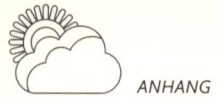

Anhang

Literatur

Chang, T. Stephen: Das Handbuch ganzheitlicher Selbstheilung.
  Allegria 2004

Draayer, H.: Finde dich selbst durch Meditation.
  Schirner Verlag 2007

Dürckheim, K. Graf: Mein Weg zur Mitte.
  Herder 2001

Grüber, l.: Kinesiologie. Energiebalance für mehr Gelassenheit
  und Lebensfreude.
  Südwest Verlag 2009

Hoffmann, G.: Fußreflexzonenmassage. Wohltuende Massagen
  mit sanftem Fingerdruck.
  Südwest Verlag 2009

Holl, M.: Die Tinnitus-Atemtherapie. Das Selbsthilfeprogramm
  von Maria Holl.
  Schlütersche Verlagsgesellschaft 2011

Holl, M.: Reizdarmsyndrom lindern: Mit der Maria-Holl-
  Methode (MHM).
  Schlütersche Verlagsgesellschaft 2014

Holl, M.: Besser schlafen – tief und erholsam.
  Lüchow 2014

Holl, M.: Tinnitus lindern – und zur Ruhe finden.
  Lüchow 2015

Holl, M.: Bluthochdruck ganzheitlich senken mit der
  Maria-Holl-Methode.
  Schlütersche Verlagsgesellschaft 2016

Holl, M.u.W.: Bewegung zum eigenen Sein.
  Lüchow 2018

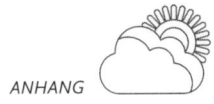
Kurtz, R.: Körperzentrierte Psychotherapie. Die Hakomi Methode.
Synthesis Verlag 1995

Lowen, A.: Bioenergetik: Körperausdruck und Persönlichkeit.
Grundlagen und Praxis der Bioenergetik.
Goldmann Verlag 1999

Lowen, A.: Bioenergetik: Therapie der Seele durch Arbeit
mit dem Körper.
Rowohlt TB-Verlag 1998

Masunaga, S., Ohashi, W.: Das große Buch der Heilung
durch Shiatsu.
O.W. Barth 2010

Ram Dass: Remember – Be Here Now.
Hanuman Foundation 1978

Sommer, S.: Homöopathie – Das Basisbuch.
G&U 2013

Zum Hören und Üben

Baier, Rudi: Erden und Öffnen des Körpers 1.
Edition Maria Holl 2015

Baier, Rudi: Erden und Öffnen des Körpers 2.
Edition Maria Holl 2015

Holl, M.: Wege aus der Wutfalle – Leberprobleme lindern
mit der Maria-Holl-Methode® (MHM).
Edition Maria Holl 2017

Holl, M.: Besser schlafen – tief und erholsam.
Edition Maria Holl 2008

Holl, W.: Die innere Einkehr – Das Erspüren der Mitte.
Edition Maria Holl 2015

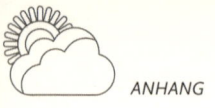

www-Adressen

Die IHS, **International Headache Society,** ist eine 1981 in Groß-
britannien gegründete Gesellschaft mit dem Ziel, Kopfschmerzen
zu erforschen und zu behandeln. Herausgeber der Kopfschmerz-
Klassifikation, »The International Classification of Headache
Disorders«, 2018 in dritter Auflage erschienen. Organisator des
alljährlichen Internationalen Kopfschmerz-Kongresses, Dachver-
band nationaler Organisationen.
www.ihs-headache.org

Die **Deutsche Migräne- und Kopfschmerzgesellschaft** ist ein 1979
gegründeter interdisziplinärer Verband von Ärzten, Psychologen,
Physiotherapeuten usw. mit rund 500 Mitgliedern. Die Gesellschaft
arbeitet an der Erforschung von Kopfschmerzen, Patienteninforma-
tion und Öffentlichkeitsarbeit.
www.dmkg.de

Selbsthilfegruppen

MigräneLiga e.V. Deutschland
www.migraeneliga.de

Bundesverband Deutsche Schmerzhilfe e.V.
www.schmerzhilfe.de

Bundesverband der
Clusterkopfschmerz-Selbsthilfe-Gruppen (CSG) e.V.
www.clusterkopf.de

Deutsche Schmerzliga e.V.
www.schmerzliga.de

SchmerzLOS e.V.
www.schmerzlos-ev.de

Register

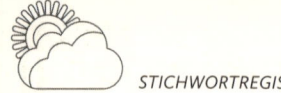

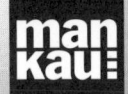
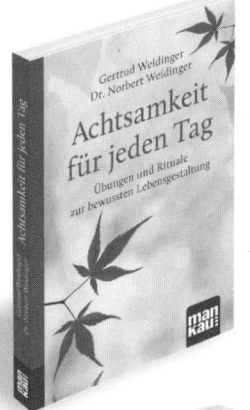
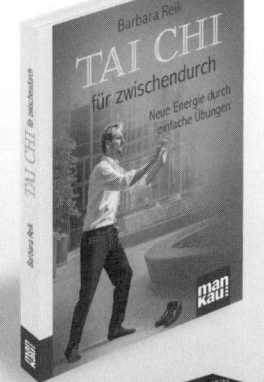
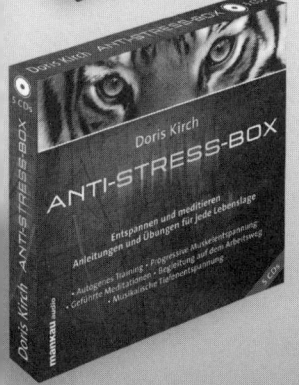

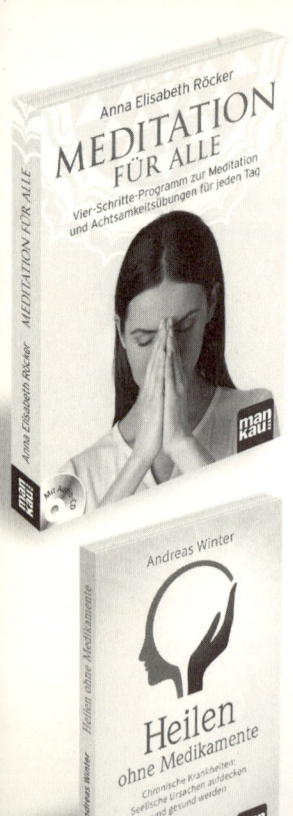

Anna Elisabeth Röcker

MEDITATION FÜR ALLE

Vier-Schritte-Programm zur Meditation und
Achtsamkeitsübungen für jeden Tag. Mit Audio-CD

18,90 € (D) / 19,50 € (A)
ISBN 978-3-86374-230-0

„(...) Im Vorwort schreibt Anna Elisabeth Röcker, ihr sei
während ihrer langjährigen Tätigkeit als Therapeutin klar
geworden, wie wichtig es sei, so vielen Menschen wie möglich den Zugang zur Meditation zu vermitteln. Das tut sie auf
gut strukturierte Weise. Das Praxisbuch unterscheidet zwei
Bereiche: den Alltag als Übungsfeld zur Meditation und die
tägliche Meditationspraxis nach bestimmten Regeln. Dazu
liefert sie eine einfache Anleitung in vier Schritten, die sich
gut zum Einsteigen eignet. (...)"   Yoga!

Andreas Winter

HEILEN OHNE MEDIKAMENTE

Chronische Krankheiten: Seelische Ursachen aufdecken
und gesund werden. Selbstcoaching in zehn Schritten

9,95 € (D) / 10,30 € (A)
ISBN 978-3-86374-190-7

„(...) Durch die Fallbeispiele aus Winters jahrelanger Arbeit
wirkt das Buch sehr authentisch und die Botschaft des
Autors wird überaus deutlich gemacht. Aber auch tragen die
Fallbeispiele zu dem Unterhaltungswert des Buches bei und
machen es neben den erstaunlichen Erkenntnissen Winters
zu einem lesenswerten Stück Arbeit."   Deine Gesundheit

„(...) Grundlage seiner Aussagen ist der jahrelange Erfolg
mit seiner Methode (...)."   Aktiv & Gesund

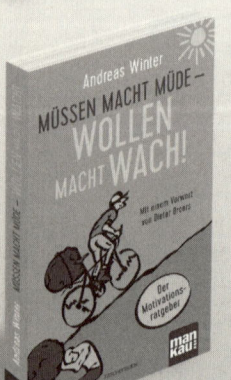

Andreas Winter

MÜSSEN MACHT MÜDE – WOLLEN MACHT WACH! DER MOTIVATIONSRATGEBER

Mit einem Vorwort von Dieter Broers

9,95 € (D) / 10,30 € (A)
ISBN 978-3-86374-442-7

„Der Erfolgscoach hat zahlreiche Tipps und Fallbeispiele
parat."   SonntagsEXPRESS

„Leicht lesbar, unterhaltsam geschrieben und mit vielen
direkt umsetzbaren Tipps – genau so muss ein motivierender
Ratgeber sein! Für alle, die in ihrem Leben etwas zum Positi-
ven ändern möchten."   Lesen und Hören

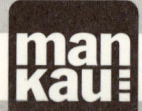